I0712020

IMPRESSUM

Dr. Stefan U. Tippach Ph.D.

53121 Bonn

Endenicher Str. 287

Germany

www.Dr-Tippach.de

mail@Dr-Tippach.de

GESUNDER SCHLAF

mit

QI GONG

Die Acht traditionellen

Yin-Übungen

auch für Späteinsteiger geeignet

Dr. Stefan Ulrich Tippach Ph.D.

EINLADUNG

Erfahrt in diesem Buch die acht
traditionellen Yin- Qi Gong- Übungen,

die Euch ein für alle Mal helfen,
tief und gesund zu schlafen.

Keine Tabletten mehr,
kein Baldrian!

Ihr benötigt keine Vorkenntnisse,
denn die Übungen sind leicht erlernbar.

Vorwort

Qi Gong für Eure Schlaf- Gesundheit

Qi Gong ist ähnlich wie Yoga. Es verfolgt auch vergleichbare Ziele für Körper und Geist. Insofern ist es eine Art „spirituelle Gymnastik", die aus Übungen und Atmung besteht. Es dient der körperlichen Gesundheit ebenso wie dem allgemeinen Wohlbefinden, umfasst also auch emotionale und mentale Komponenten.

Der Ansatz, den ich in diesem Buch vorstelle, gehört zum sog. Yin-Qi-Gong. Von Yin und Yang hat wahrscheinlich schon jeder einmal gehört. Yang sind „männliche", d.h. aktive Teile, und Yin beinhaltet „weibliche" oder rezeptive Teile. Beide sind erforderlich für ein gesundes Ganzes.

Durch unsere moderne Art zu leben sind diese Energien jedoch regelmäßig schon in Disharmonie gekommen. Wer z.B. dauernd aktiv ist und arbeitet, der bewegt sich zu sehr im Yang- Bereich. Das führt dazu, dass die Yin- Anteile verkümmern und deren Funktionen – und dazu gehört bei uns Menschen ganz wesentlich der Schlaf – nicht mehr erfüllen kann.

Viele Menschen versuchen nun, dieses Defizit, was sich z.B. in Einschlafstörungen zeigt, mit noch mehr Yang- Energie zu bekämpfen. Sie treiben – sogar abends – noch Sport, um sich mal so richtig zu erschöpfen, alles in der Hoffnung, dadurch überhaupt oder zumindest etwas besser schlafen zu können. Das mag sogar eine Zeit lang gutgehen. Jedoch erschöpft der

Mensch damit seine Yin-Energie noch mehr, was langfristig zum Kollaps führt, heute oft als Burnout bezeichnet.

Die Kunst, welche das Qi Gong lehrt, besteht darin, die Energieströme im Menschen grundlegend in einen harmonischen Ausgleich zu bringen. D.h. wer überanstrengt ist, der lernt, seine Ruhe- oder Yin- Energie zu verbessern – ohne (!), dass er dabei auf seinen aktiven Lifestyle verzichten müsste. Aber selbst der stärkste Kämpfer benötigt Ruhe und Ausgleich.

Die Übungen, die ich hierin zeige, leiten dazu an, Yin-Energie aufzubauen, sie sind also nicht (!) dazu gedacht, sich zu erschöpfen, ganz im Gegenteil. Sie beruhigen die „Säfte" des Körpers, also vor allem die Lymphe, die Blutströme sowie die Atmung.

Einige der Übungen sind nicht ganz leicht durchzuführen. Nicht etwa, weil sie „Verrenkungen" oder Anstrengung erfordern, sondern weil sie dem Weltbild vieler, besonders jüngerer und aktiverer, Menschen zu widersprechen scheinen. Auf meinen Workshops erlebe ich es immer wieder, dass versucht wird, die Übungen so zu gestalten, dass man ermüdet. Das ist genau verkehrt.

Wir wollen hier also gemeinsam erfahren, was es heißt, wirklich innerlich ruhig zu werden. Die Bewegungen werden mit der Atmung harmonisiert und jeder Mensch kann das auf gesunde Weise erreichen. Ich zeige dies Schritt-für-Schritt und erwähne nicht nur nebenbei auch noch etliche weitere Dinge, die zu gutem Schlaf und Gesundheit verhelfen können.

Die Grundbedingungen eines jeden Menschen sind unterschiedlich, d.h., jeder hat eine individuelle Zusammensetzung an Yin- bzw. Yang- Elementen in sich. Langfristig ist es eine gute Idee, dies einmal grundlegend untersuchen zu lassen. Dazu gehört u.a., dass man über sich weiß, welches Element für einen selbst vital ist, Leben spendend. Im Qi Gong nennt man dieses Element „Yang- Sheng". Wer möchte, kann mich diesbezüglich gern per mail@Dr-Tippach.de kontaktieren.

Für das Erlernen und Durchführen unserer Yin-Energie stärkenden Übungen benötigt man es aber nicht. Dazu braucht es lediglich eine Matte oder Matratze und den Wunsch, besser und erholsamer schlafen zu können. Denn eines ist sicher: Schlafen müssen wir alle, um uns vom täglichen Leben zu erholen oder gar während und nach Krankheiten wieder ganz wir selbst zu werden. Das Erzeugen von Yin- Energien ist eine Übungssache, welche nicht von heute auf morgen „erledigt" werden kann. Daher möchte ich dieses Buch auch denen empfehlen, die sich noch einer jungen und guten Gesundheit bzw. Schlaf-Gesundheit erfreuen.

Wer übrigens seine Kraft, d.h. seine Yang- Energien fördern möchte, dem empfehle ich ergänzend mein Buch „Qi Gong - Die Neun Schleusen öffnen".

In „QI GONG für GESUNDEN SCHLAF" zeige ich zur Erreichung dieses Ziels nun auch eine kleine tägliche Routine, welche man durchführen kann, um im Alltag bereits genug Yin-Energie aufzubauen, die man dann zur Schlafenszeit abrufen kann. Die einzelnen Übungen können und sollten sogar dann verwendet werden, wenn man nachts aufwacht und Schwierigkeiten hat, wieder ein- oder durchzuschlafen. Das nenne ich hierin den „Notfall".

Jeder sollte bedenken, dass häufigere Schlafstörungen auch die Vorboten von ärgeren Krankheiten sein können, z.B. Herz-Kreislauf-Erkrankungen. Die gesundheitliche Wirkung der Yin- Energie reicht weit über unseren Nachtschlaf hinaus. Insofern mögen meine Ausführungen Eure Gesundheit umfassend unterstützen.

Zurzeit arbeite ich an der Erstellung meiner Patreon-Seite, wo man mehr Gutes erhalten kann!

www.patreon.com/user?u=14780777

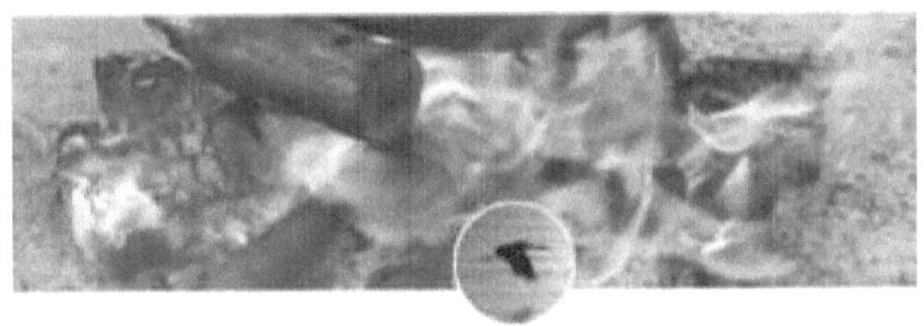

INHALTSÜBERSICHT

Einführung

Grundlagen des Yin und Yang

Praxis

Die acht einzelnen Übungen

Harmonisierung von Bewegung und Atmung

Art und Weise der Durchführung

Kleine Zen- Meditation

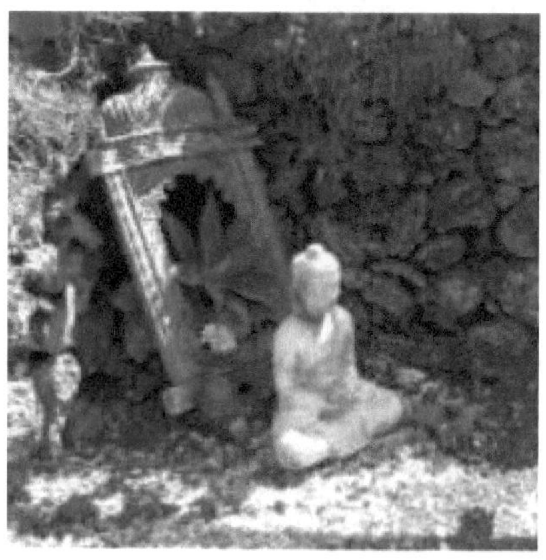

Inhalt

Yin- Qi Gong für gesunden Schlaf 12

Einschub Bett- Feng- Shui 26

Positive Wirkung der Yin- Übungen auf Körper und Geist 29

Praktische Durchführung des Yin- Qi Gong 33

Atmung 35

Arten von Schlafstörungen 37

Erkenntnisse über unseren Schlaf 39

Vor- Übung: Atmen ins Dantien 42

Erste Yin- Übung: Nacken wenden 47

Zweite Yin- Übung: Arme heben 51

Dritte Yin- Übung: Finger einrollen 56

Vierte Yin- Übung: Nacken heben 59

Fünfte Übung: Oberschenkel anziehen.................. 62

Sechste Yin- Übung: Waden heben 67

Siebte Yin- Übung: Fußgelenke kreisen 71

Achte Yin- Übung: Zehen spreizen 75

Ruhe, Abschluss und ein bisschen Zen 78

Häufige Fehler und deren Korrekturen........................83

Danksagung

Mein Dank gilt all denen, die mich auf Workshops, Kursen, Vorträgen und Tagungen mit Fragen und ihrem Interesse bereichert haben. Sie haben mir nämlich erst beigebracht, wer welche Übungen und wozu verwenden kann, um gesund zu bleiben. Dieses Wissen freue ich mich, hier weitergeben zu können.

Schließlich danke ich allen, die an der Entstehung dieses Buch bzw. den dazugehörigen Video- Sequenzen und dem Lektorat mitgewirkt haben, insbesondere Elke, Simone und Doro.

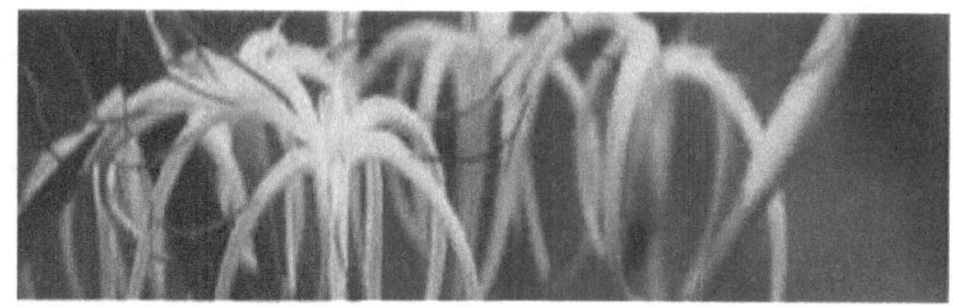

Yin- Qi Gong für gesunden Schlaf

Qi Gong beinhaltet tausende von Übungen zur Kräftigung des menschlichen Körpers. Es gibt viele verschiedene Systeme, wozu allgemeines Gesundheits-Qi Gong (z.B. „Die Neun Schleusen öffnen") ebenso zählt wie spezielles Kampfsport-Training (z.B. „Da-Lin-Qi Gong"). Darüber hinaus gibt es viele unterschiedliche Schulen.

In allen Systemen geht es jedoch zentral um die Schaffung von Harmonie und Einheit für Körper und Geist, wozu wir sowohl Atem- und Standtechniken zählen als auch diverse Meditationsformen. Alle Bewegungen und alle Ruhepositionen sind stets darauf ausgerichtet, das Yin und das Yang in uns zu harmonisieren und zu stärken. Die Kunst liegt darin, zu wissen, wann man und wie welches davon übt. „Gong" heißt *üben*. In diesem Buch zeige ich, wie Ihr Euer Yin übt und stärken könnt.

Nur wer über ausreichend Yin verfügt, wird guten Schlaf erleben. „Yin" ist aber viel umfassender als „Schlaf". Yin ist der natürliche und harmonische Widerpart von Yang/Aktivität. Die Dualität von Yin und Yang ist eine tragende Säule für alle aus Asien stammenden wertvollen Beiträge für die Gesundheit. Auch im Feng-Shui, der asiatischen Kunst der Platzierung, unterscheidet man sie. Das Yang- Feng Shui ist für die Gebäude der Lebenden, das Yin- Feng Shui wird für Grabstellen angewendet (näher zu den Konzepten *Qi* sowie *Yin und*

Yang bei Tippach, „Feng- Shui Richtig", Teilband 1 und 2, bitte einfach über Amazon bestellen!).

Wer etwa mit hoher Konzentration an einer beruflichen Aufgabe arbeitet, der benötigt für Geist und Körper mehr als nur kraftvolle Yang-Energie. Vor allem braucht es auch guter Ideen, Inspiration, Eingebung und eines sechsten Sinnes. Diese alle kommen nicht durch Kraftübungen, sondern aus der Fähigkeit, zum richtigen Zeitpunkt rezeptiv zu sein. Rezeptivität ist der Urzustand des Yin, und das erfordert Entspannung.

Zu viel Yin führt demgegenüber ziemlich oft zu psychischen Erkrankungen. Wer z.B. eine depressive Phase durchmacht, der schläft auch oft schlecht. Denn ein Übermaß an Yin (Sorgen, Grübeln, Trübsinn, Trauer, Traurigkeit, Mitleid) führt auch zu Störungen des eigenen Energiehaushaltes. Wer an Depressionen und/oder niedergeschlagener Stimmung bzw. Ängsten leidet, dem sei empfohlen, dem Körper durch Dehnen zu ermöglichen, Serotonin freizusetzen. Das widerspricht keinesfalls unserem Bestreben, unser Yin zu verbessern und in Ausgleich zu bringen.

Die ACHT YIN- ÜBUNGEN richtig durchführen

Mit „richtig" durchführen meine ich, diese traditionellen Übungen richtig einordnen und ausführen zu können. Denn ihr gesundheitlicher Wert erschließt sich nur, wenn man sie einerseits tatsächlich korrekt durchführt, andererseits auch nur dann, wenn man das eigene *Yin* grundsätzlich fördert bzw. erstmal zu fördern bereit ist. Viele im Westen beharren jedoch leider auf dem permanenten Prinzip des Schaffens und Leistens. Das ermüdet zwar, führt aber eben gerade nicht zu gesundem und erholsamem Schlaf. Um die Acht Yin- Übungen richtig durchzuführen, braucht man weder sportlich noch besonders beweglich zu sein. Es sind allesamt leichte und kleine Übungen, die jedoch, wenn man bereit ist, sie entspannt durchzuführen, einen großen Beitrag zur Schlafgesundheit bewirken können.

Was man benötigt, ist die Bereitschaft zu Einsicht. Denn man kann seine innere Ruhe und seinen Schlaf wirklich nur verbessern, indem man von der Haltung Abstand nimmt, dass man sich müde *machen* müsste. Davon geht allerdings die absolute Mehrheit hierzulande aus. Vor allem die, welche die meisten Probleme haben, zur Ruhe zu kommen, beharren oft geradezu darauf, dass der „Sport" anstrengend sein müsse, damit man abends müde sei und gut schlafen könne. Von dieser Haltung muss man sich jedoch grundsätzlich verabschieden.

Zutreffend ist nämlich vielmehr, dass der Körper sowohl Yin- als auch Yang- Energien haben muss. Intensive sportliche Betätigung führt jedoch lediglich zum Abbau von – nicht unbedingt einmal überschüssiger – Yang Energie. Was daraus folgt, ist, dass man sich nicht mehr „aktiv" fühlt, kein verwendbares Yang mehr hat. Das heißt aber eben lange noch nicht, dass der betreffende Mensch auch wirklich über Yin-Energie verfügt, die allein ihm Ruhe und gesunden Schlaf bringen kann.

Die *richtige* Durchführung der nachfolgend dargestellten Übungen ist daher stets diejenige, welche innerlich in Dir Yin-Energie erzeugt! Das gilt übrigens, um eine beliebte, in meinen Workshops regelmäßig gestellte Frage gleich vorwegzunehmen, für Frauen ebenso wie für Männer. Yin bedeutet eben nicht (!) Frau. Yin kann allerdings prinzipiell leichter in Frauen angereichert werden, was jedoch hinsichtlich der Schlafstörungen in den westlichen Gesellschaften praktisch keine Auswirkungen mehr har. Denn einerseits haben sich die Lebensstile weitgehend angeglichen, andererseits hat die postmoderne patriarchale Gesellschaft das weibliche Element soweit unterdrückt und bekämpft, dass selbst Frauen es kaum noch leben können. Daher leiden auch Frauen statistisch ebenso häufig an Problemen rund um den Schlaf wie Männer.

Das betrifft mehr und mehr auch jüngere Menschen. Mir sind aus über 20-jähriger Kurs-Praxis in Qi Gong und Yoga die vielen kleineren und auch größeren Malaisen des menschlichen

Körpers bestens bekannt. Und ich versichere Euch, das beginnt in immer jüngerem Alter. Jüngere Menschen setzen sich zudem durch den praktisch pausenlosen Umgang mit elektronischen Geräten sowie dem Internet bestimmten Wellenlängen aus, die nicht nur die allgemeine Immunabwehr schädigen, sondern eben auch das Schlafverhalten immer mehr und immer früher denormalisieren.

Auch unsere moderne Herangehensweise an sportliche Dinge hat vieles ganz grundsätzlich in Unordnung gebracht. Übungen müssen heutzutage meistens einen klar nennbaren Effekt mit sich bringen, um welchen herum sich die Qualität der einzelnen Übung dann kalibriert. Eine wie im Fall von Qi Gong dahinterstehende Metaphysik wird dabei zu Unrecht völlig außer Acht gelassen. Es gilt aber letztlich, das Yin und das Yang zusammenzubringen, damit alles Leben auf eine höhere Ebene gelangt. Wer einseitig bestimmte Muskelgruppen trainieren will, der muss der Geist des Qi Gong verborgen bleiben. Meine Bitte an Dich ist einfach: Öffne Dich dem grundlegenden Ansatz, welcher diesen Übungen zugrunde liegt. Der geht über den rein sportlichen Aspekt weit hinaus. Ganz praktisch geht es weder darum, dass Du besonders viele Wiederholungen einer Übung durchführst noch, dass es Dich besonders anstrengt.

Wer besser und gesünder schlafen möchte, dem empfehle ich von ganzem Herzen, diese neue Perspektive einzunehmen. Am Anfang einer jeden Veränderung bzw. Verbesserung steht immer ein Perspektivwechsel. Kurz gesagt besteht dieser

Wechsel in unserem Zusammenhang darin, den sportlichen Aspekt der Übungen schlicht und ergreifend aufzugeben.

Der zweite Aspekt, den ich empfehle aufzugeben, ist der der Vollständigkeit oder sonstigen „Pflicht"-Erfüllung. Niemand sollte versuchen, unbedingt alle 8 Übungen durchzuführen, denn sie alle sind nur Angebote. Wer mag, macht sogar nur eine, so wie eine Teilnehmerin, welche regelmäßig mit der dritten Übung einschläft. Warum sollte sie sich auch wachhalten, um alle Übungen zu vollenden!

Überblick zu den Acht Yin- Übungen

Bei den einzelnen Übungen handelt es sich jeweils um eine Kombination aus Atmung und Bewegung. Vor allem kommt es darauf an, Ein- und Ausatmen nicht beliebig mit Teilen der Bewegung zu kombinieren, sondern jeweils richtig zu koordinieren. Einige Übungen, insbesondere das Bewegung der Zehen, gibt es in derselben Form auch im Yang- Qi Gong. Der entscheidende Unterschied besteht darin, beim Anspannen der Zehen nach außen nicht ein- sondern auszuatmen. Daher bitte ich alle LeserInnen, bei jeder Übung gleichwertig auf die Bewegung *und* die Atmung zu achten. Das wird im Westen leider meist übersehen, weil wir hier versuchen, die Bewegung „richtig" zu machen. Dieselbe Bewegung kann jedoch ganz andere körperliche und mentale Folgen für uns bewirken, je nachdem ob wir dabei ein- oder ausatmen.

Es gibt eine Gruppe von Übungen für die Arme und Hände. Dann gibt es eine Gruppe von Übungen speziell für die Atmung und wiederum eine andere, bei der es um die Bewegung des Beckens geht. Eine weitere beschäftigt sich mit den Beinen, zunächst den Ober- und dann den Unterschenkeln, zuletzt mit den Füßen.

Niemand braucht sich durch alle Übungen hindurch zu zwingen, um besser schlafen zu können. Man kann sich auch einzelne heraussuchen, die einem besonders wohltun bzw. andere weglassen, die einem zu schwierig oder unergiebig zu sein scheinen. Dennoch möge sich jeder einmal mit allen beschäftigen, um eben dies für sich selbst herauszufinden.

Letztlich können wir auf die Weisheit unseres eigenen Körpers vertrauen, der uns zeigt, dass er sich entspannt und vor allem schlafbereit macht.

Ein guter Weg, die Übungen für sich zu erfahren, ist, dass man sich ab und an auch einmal nur vorstellt, wie man die jeweilige Übung ausführt. Dazu schließt man die Augen und sieht sich selbst auf dem Boden oder der Matratze liegen und beobachtet, wie man die jeweilige Übung ausführt. Da unser Gehirn – ausweislich der gemessenen Hirnströme - zumeist nicht unterscheiden kann, ob wir jemand oder etwas tatsächlich sehen bzw. uns dies nur vorstellen bzw. vor unserem geistigen (dritten) Auge sehen, sind die Wirkungen oft erstaunlich. Außerdem ist es in Tai- Chi, Qi Gong und Yoga regelmäßig eine gute Idee, sich einmal selbst zu beobachten und dabei die Atmung korrekt auszuführen natürlich.

Meiner Erfahrung nach dauert es zwischen 3 und 6 Wochen, bis man die Durchführung der Übungen verinnerlicht hat, und dann weitere 2-3 Wochen, in denen man herausfindet, welche der acht Übungen bei einem selbst am besten wirken.

Guter Rahmen für einen gesunden Schlaf

Was den äußeren Rahmen angeht, sollten wir zwei Situationen unterscheiden. Zum einen die Phase des Erlernens der Übungen. Ziel muss es sein, dass man diese Übungen ohne Nachdenken oder gar Nachlesen durchführt, wenn man seine Schlafbereitschaft fördern will. Es hat sich bewährt, die ersten vier Übungen an einem Wochenende, die zweiten vier an einem späteren Wochenende zu erlernen. Und selbst wer mehrere Monate zwischen zwei solchen Wochenendseminaren verstreichen lässt, kann mit den zuerst erlernten Übungen schon sehr gut vorankommen.

Man benötig Ruhe und auch ein gewisses Maß an Zeit, die man aufwendet. Zum Verständnis der körperlichen Durchführung der Übung benötigt man pro Übungen m.E. nach nicht mehr als 15- 20 Minuten. Dann jedoch kommt das Verlangsamen, das Harmonisieren der Bewegungsteile mit den Atemphasen sowie das eigentliche Entspannen. Das nimmt erfahrungsgemäß erheblich länger in Anspruch. Ich darf in diesem Zusammenhang an Deine Einsicht und Offenheit für eine neue Perspektive erinnern: Es geht nicht um eine – sportliche oder gar anstrengende – Ausführung, sondern um den Aufbau von Ruhe- bzw. Yin- Energie.

Nach der ersten Stunde sehe ich auf Workshops immer schon Teilnehmer*innen, die unruhig werden und zur nächsten Übung übergehen wollen, weil sie die Ausführung einer oder einiger Übungen schon gut verstanden haben. Woran es aber oft noch komplett fehlt, ist das Erleben, dass mit der Durchführung auch der Effekt entsteht, sich also innere Ruhe einstellt. Dann lege ich mich meist auf die Matte daneben und empfehle nur, die Übung einmal so langsam durchzuführen wie ich selbst. Dann erst wird die richtige Atmung relevant, und dann erst können die ersten auch spüren, wie ihr Körper schwerer wird, wärmer, ruhiger, insgesamt entspannter. DAS ist dann erst die eigentliche Übung.

Euch allen sei daher empfohlen, zunächst die Wirkung einer Übung zumindest ein wenig nachhaltiger zu erspüren, bevor Ihr zur nächsten übergeht. Es ist nämlich auch vollkommen ok, am ersten Tag nur eine oder zwei der Bewegungen zu erlernen. Niemand sollte durch dieses Programm hindurchhetzen.

Beim Üben selbst empfehlen sich leichte Kleidung sowie Socken. Liegen sollte man warm, also eher auf einer Matte oder (Bett) Matratze denn auf dem Boden direkt. Es sollte einem auf keinen Fall kalt sein oder während des Übens werden. Daher empfiehlt sich eine (zumindest leichte) Decke.

Es sollte vorher maximal eine leichte Mahlzeit eingenommen werden. Und zwar definitiv ohne Alkohol. Letzteres gilt auch für die Anwendung im Alltag. Die meisten Menschen glauben bis heute, dass man sich mit Alkohol in den Schlaf befördern kann. Ebenso wie Fernsehen oder Computerspiele ermüden die emittierten (elektromagnetischen) Wellen jedoch nur bestimmte Teile des Gehirns, während andere sogar besonders wachgehalten werden. Ein Schlaf im Rausch fördert daher die

Gesundheit nicht, sondern führt sogar langfristig zu noch größeren Schlafproblemen; Alkoholiker und an Depressionen leidende Menschen sind daher von Schlafstörungen sogar besonders betroffen.

Schweres Essen bzw. dessen Verdauung hindern einen guten Schlaf ebenfalls. Daher sollte man vor dem Üben nur wenig essen; andererseits hält ein völlig leerer/hungriger Bauch auch leicht vom Schlafen ab. Daher empfiehlt sich die Einnahme einer leichten Mahlzeit. Dazu gehört übrigens eine rohe Kost nicht. Im Gegenteil, Rohkost fordert die Verdauung sogar erheblich heraus und ist daher vor dem Zubettgehen ebenso wie vor dem Üben nicht die ideale Mahlzeit.

Musik

Eine Frage höre ich mit schöner Regelmäßigkeit: Soll man bzw. darf man Musik im Hintergrund verwenden? Ja, darf man. Ich rate jedoch – ebenso wie beim Yang Qi Gong – davon ab. Denn Musik kommt immer mit einem Rhythmus, weswegen wir ja auch so gerne auf sie tanzen. Über rhythmische Elemente kann jede Art von Musik, sei sie auch noch so Entspannung fördernd, auf unsere Atmung und damit unsere Bewegung Einfluss nehmen.

Es ist eine andere Sache, sich vor dem Einschlafen mit ruhiger Musik zu berieseln, um in einen mental ruhigeren Zustand zu gelangen. Das funktioniert bei etlichen Menschen recht gut. Andere nehmen Meeresrauschen oder das Prasseln von Kaminen zu diesem Zwecke. Heutzutage sind etliche beruhigende Klangbeispiele auf Plattformen wie YouTube anhör- bzw. download-bar. Letzteres bewirkt aber auch, dass wir unser Gehirn wiederum bestimmten elektromagnetischen Wellen aussetzen, welche letztlich verhindern, dass man zur Ruhe kommt. Wer Musik verwendet, um sich zu beruhigen und schlafbereit zu machen, sollte sie auf einen Stick zu kopieren und über einen externen Lautsprecher wiederzugeben, am besten verbunden mit einer Abschalt-Automatik.

Vorbereitung

Auch hinsichtlich der Vorbereitung der Übungen sollte man unterscheiden zwischen Erlernen/Einüben und dem Ernstfall, d.h. dass man nicht schlafen kann. Um die Übungen zu erlernen, ist es gut, sich eine ruhige Umgebung zu erschaffen. Ein kleines Glas Wasser oder eine Tasse Tee hilft. Dann kann man im Prinzip auch gleich loslegen.

Ganz anders sieht das aus, wenn man eine schlaflose Nacht hat. Es gilt der Grundsatz, dass man dann keine schlechten (also wachen) Episoden im Bett bzw. im Schlafzimmer produzieren sollte. Nur so lässt sich vermeiden, dass das Unterbewusstsein die eigene Schlaf- und Bettumgebung mit schlechten Schlafzuständen assoziiert.

Einschub Bett- Feng- Shui

Worauf man generell auch achten sollte, ist eine gute, d.h. durch Feng-Shui optimierte Bettumgebung (!). Wer sich dafür interessiert, dem seien meine Bücher zum Thema Feng-Shui empfohlen („Feng-Shui richtig" sowie konkret für Paare „Liebes-Feng-Shui"). Hier möchte ich aus Platzgründen lediglich folgende Grundzüge der optimalen Bettplatzierung nennen:

- Die Kopfseite des Bettes soll eine schützende Wand hinter sich haben.

- Der Kopf des Schlafenden darf nie in Richtung Tür weisen.

- Die Kopf-Richtung sollte dem Vitalen oder zumindest einem persönlich förderlichen Element entsprechen.

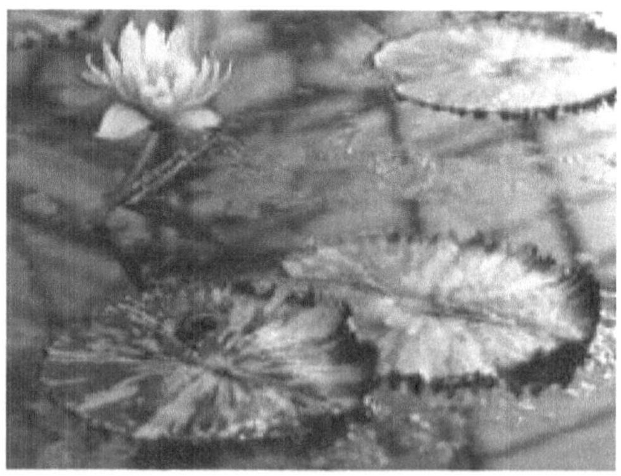

Zurück zu den Vorbereitungen

Kommen wir wieder zu unseren Vorbereitungen für die Durchführung der Yin- Übungen. Man könnte also, wenn man nicht schlafen kann, z.B. ins Wohnzimmer gehen und dort einige Übungen durchführen. Merkt man allerdings, dass die Wirkung einsetzt, sollte man wieder in sein Bett zurückgehen und gegebenenfalls dort weiterüben. Auf der anderen Seite rate ich allen, die schlecht schlafen, sich auf keinen Fall unter Druck zu setzen. Mit anderen Worten, wer über den Übungen auf dem Wohnzimmerteppich einschläft, der möge sich bitte darüber keine Sorgen bereiten. Machen wir uns klar, dass unsere Körper immer bemüht ist, uns ausreichend mit Schlaf zu versorgen. Und lieber schlafe ich einige Stunden im Wohnzimmer als zu wenig oder gar nicht im Schlafzimmer.

Ganz entscheidend ist die mentale Vorbereitung bzw. Einstellung, wenn man im Ernstfall an die Übungen herangeht. Setz Dich bitte nie unter Druck! Erwarte nicht, dass Du überhaupt oder sogar sofort einschläfst. Gehe einen anderen Weg. Gehe den Weg des geistig-spirituellen Qi Gong. Während Du übst, wisse, dass Du grundsätzlich für Dich gute und wichtige Yin-Energie in Dir mehrst, die Dein Körper vielleicht nicht sofort, jedoch dann sicher zu einem späteren Zeitpunkt selbstheilend in gesunden Schlaf umwandeln wird.

Dann beginne damit, Dich zu entspannen.

Wisse, dass Du durch gleichmäßiges Atmen in Ruhe und Harmonie gelangst, ohne dies anzustreben oder zu wollen. Entspanne Dich soweit möglich. Achte auch darauf, das Kiefergelenk zu entspannen.

Atme gleichmäßig ein und aus.

Ein.

Und wieder aus.

Atme stetig und ruhig weiter. Die Ausatem-Phase ist länger, um die beruhigende Wirkung der Atmung auf den Körper zu erhöhen. Atme am besten durch die Nase.

Ein.

Aus.

Ein.

Aus.

Liege dabei einfach auf dem Rücken. Wisse, dass kein Zwang besteht, die Übungen zu beginnen. Du tust das, wenn Du magst, oder Du ruhst einfach - oder vielleicht bist Du schon direkt wieder eingeschlafen.

Positive Wirkung der Yin- Übungen auf Körper und Geist

Zentral geht es beim Yin- Qi Gong um die Vermehrung und Anreicherung von Yin- Energie. Yin bewirkt Ruhe, Ausgleich und Entspannung in Körper und Geist. Es hilft, alle Symptome von Überanstrengung bzw. Anspannung zu mildern: Kopfschmerz, Schlafprobleme, innere Unruhe, sich gedrängt und/oder gehetzt fühlen, Einseitigkeit und Überbetonung nur einiger Lebensaspekte. Die Übungen werden langsam ausgeführt, sodass der Körper wieder lernt, sich *während* eines Tuns zu entspannen. Dieses Konzept ist in der westlichen Welt praktisch ganz verloren gegangen. Es gilt dabei das Prinzip „das Yin im Yang erfahren". Denn natürlich liegt immer noch Bewegung vor, aber in einer Weise reduziert, die es uns ermöglicht, wieder zu uns selbst zu finden anstatt von uns selbst wegzurennen.

Weitere beruhigende und ausgleichende Wirkungen können sein: Entspannung der Haut und des Darms, d.h. auch, dass die Darmfunktion sich wieder normalisieren kann. Es verwundert mich immer wieder, dass westliche Ärzte allen Ernstes einen nur einmaligen Stuhlgang pro Woche als „noch normal" bezeichnen. Wer „Norm" tatsächlich so definiert, der „normalisiert" auch Stress, denn der führt nun mal unweigerlich zu unregelmäßigem Stuhlgang; ebenso wie übrigens der sog. „Reiz-Darm". Wenn wir durch unsere Yin-Übungen jedoch wieder zu innerer Ruhe finden, dann kann sich auch unsere Verdauung normalisieren.

Auch die Haut kann enorm von angereichertem Yin profitieren. Die Haut gilt ja auch als Spiegelbild der Seele, zumindest unseres wahren inneren Zustandes. Beklagenswert ist, dass immer neue Cremes und Pillen auf den Markt kommen, damit nur ja alle äußerlich schön sind. Kaum jemand jedoch hinterfragt einmal grundsätzlich unseren Lebensstil, wenn es um den Zustand von Haut und Darm kommt.

Yin fördert auch die weiblichen Teile unserer Sexualität. Mehr und mehr ist ja gesellschaftlich zu beobachten, dass es auch in den Bereichen Liebe und Sex nur noch um die Yang- Aspekte geht: Leistung, blaue Pillen, Häufigkeit, Vergleich und Urteil, Anzahl der Partner. Um sich jedoch wahrhaft auf Sexualität einzulassen, muss man sich in der Tat erst einmal *einlassen* können. Dazu gehört auch eine gewisse Hingabefähigkeit, und genau diese ist ein Yin- Aspekt, der selbstverständlich auch in Männern vorkommt bzw. auch vorkommen sollte. Testosteron allein hilft da nicht weiter.

Übergeordnet möchte ich auf eine alte fernöstliche Erkenntnis und Weisheit hinweisen: Die Stärke und Qualität unseres Yang, also u.a. auch unserer Leistungsfähigkeit, beruht auf dem Zusammenwirken von Yin und Yang. Keine dieser Energieformen kann für sich allein existieren. Keine von beiden ist *besser*. Indem wir also unser Yin wieder stärken, befördern wir auch unser Yang.

Unsere schöne Sprache drückte dies von alters her so aus: „Der Tag lacht über die Arbeit der Nacht". Erkrankungen lassen sich immer zumindest teilweise auch deuten als *Ungleichgewicht zwischen Yin und Yang*.

Wer sich an den nachfolgend beschriebenen Atemrhythmus hält, der wird große Fortschritte in seiner Schlafbereitschaft- und Fähigkeit sehen können. Denn mit der richtigen Atmung nimmt der Körper erheblich mehr Sauerstoff auf und das bedeutet Gesundheit pur. Nur eine vertiefte Atmung führt den menschlichen Geist in einen Ruhezustand. Mit Ruhe kommt Entspannung, und wir wissen es im Grunde alle: Nur in entspanntem Körper tritt Heilung ein. Besserer Schlaf ist insoweit eine unerlässliche Bedingung für die Förderung unserer Selbstheilungskräfte. Und diese unterstützen nicht nur bei den o.g. Arten von Ungleichgewichten und Erkrankungen, sondern ganz allgemein und insofern unspezifisch. Der Westen liebt es aber, speziell gegen *etwas* vorzugehen – so auch gegen Krankheiten. Insofern basiert das „allgemeine und unspezifische" Fördern unseres Yin bereits auf einer ersten Einsicht, um die ich Euch bereits bat.

Praktische Durchführung des Yin- Qi Gong

Zunächst möchte ich einige allgemeine Hinweise für alle hier vorgestellten Übungen geben. Man schaffe sich einen harmonischen und ruhigen Rahmen, und zwar nicht erst im „Ernstfall", also wenn der Schlaf mal wieder ausbleibt, sondern generell und in weiser Voraussicht. Ruhe sollte uns umgeben, es muss BITTE jeder Versuchung widerstanden werden, kurz mal Facebook-Benachrichtigungen oder WhatsApp bzw. SMS zu checken. Ein paar Schlucke warmen Wassers sind sicher ok. Computer u.ä sollten aus sein und bleiben.

Wer möchte, kann sich vor dem Beginn, ebenso wie beim allgemeinen oder Yang- Qi Gong, den Körper abstreifen und sich so von alten, stagnierenden Energien befreien. Dabei streift man zwei bis vier Mal mit der linken Hand den rechten Arm in Richtung Hand ab, als ob man sich von Staub befreit, dann den linken Arm mit der rechten Hand. Die Beine und der Oberkörper werden in Richtung der Füße abgestreift. Das dauert nicht mehr als eine halbe Minute.

Danach legt man sich hin, entweder auf seine Matte, einen wärmenden Teppich oder auf ein Bett bzw. Matratze. Es sollten möglichst keine Tabletten oder andere „Mittel" eingenommen werden, auch nicht nach den Übungen. Meine Empfehlung ist, jeweils am selben Platz zu üben. Das Licht sollte zumindest dimmbar sein, auf keinen Fall grell. Über die Möglichkeit ruhiger Musik im Hintergrund sprachen wir bereits.

Bei keiner Übung darf man sich anstrengen. Anzeichen für körperliche Anstrengung vermitteln sich uns stets über den Atem. Keinesfalls darf es also zu keuchendem Atem kommen. Die gesamte Ausführung erfolge ruhig und gleichmäßig. Man erlege sich auch keinen Zwang auf, mindestens eine bestimmte Anzahl von Wiederholungen zu „schaffen".

Es gibt im Gegensatz zu anderen Übungsformen wie etwa den sog. „Tibetern" (vgl. näher Tippach, „Die Fünf Tibeter 2.0") auch kein langfristiges Ziel einer bestimmten Anzahl von Übungen bzw. Wiederholungen. Man ruhe so viel wie man mag zwischen jeder einzelnen Übung bzw. Wiederholung. Dies soll begleitet werden von ruhiger Mundatmung.

Wenn es warm ist, übe man noch langsamer und mit noch weniger Muskeleinsatz als bei kalten Temperaturen. Dein Raum sollte weder zu kühl noch überheizt sein. An kalten Tagen ziehe ich lieber zu Beginn der Übungen einen warmen Pullover über.

Kommen wir nun zur richtigen Atmung während der Übungen.

Atmung

Zunächst einmal ist es sehr wichtig, gleichmäßig und regelmäßig zu atmen. Ein. Aus. Ein. Aus. Ein. Ganz grundsätzlich gilt, dass im Qi Gong der Atem die Bewegung führt, nicht umgekehrt. Man sollte auf gar keinen Fall seinen Atemfluss unterbrechen, also auch nicht z.B. die Luft „kurz anhalten", wenn man glaubt, dass für einen Moment der eigene Atem nicht mehr synchron zu den eigenen Bewegungen verläuft. Besser ist es in diesem Fall, wieder in eine ruhige Rückenlage zu kehren, einige ruhige Atemzüge durchzuführen und dann neu zu einer Wiederholung anzusetzen.

Der Atem sollte soweit möglich als sog. Zwerchfell-Atmung durchgeführt werden. Das Zwerchfell ist eine Muskelgruppe unterhalb der Lungen, welche die Lungen durch eine leichte Ausdehnung beim Einatmen unterstützen und so die Sauerstoffaufnahme verbessern kann. Sie wird auch „Diaphragma" genannt und trennt anatomisch die Brust- von der Bauchhöhle.

Mit einer kleinen und zunächst bewussten Wölbung des Bauches dehnt man den Zwerchfellmuskel nach außen und schafft dadurch der Lunge mehr Platz, um sich auszudehnen. Später wird diese Bewegung automatisch und unbewusst ausgeführt. Der Begriff der Zwerchfell-Atmung bezeichnet also eine muskuläre Aktivität, welche die Atmung fördert, indem sie diese vertieft. Wer es einigermaßen bewerkstelligen kann, der sollte immer so atmen, denn diese Art der Atmung ist förderlich für die Gesundheit.

Generell empfehlenswert ist die Atmung mit der Nase. Das betrifft sowohl die Einatem- als auch die Ausatem-Phase. Die meisten Menschen atmen zwar lieber mit dem Mund aus, jedoch hat die medizinische Forschung in Skandinavien belegen können, dass bereits das Ausatmen durch den Mund die Anzahl der Stresshormone im menschlichen Körper signifikant erhöht. Die Beteiligung des Mundes an der Atmung indiziert insoweit also immer Stress. Das hat mit einem sehr frühen Teil unseres Gehirns zu tun, der sog. Amygdala.

Wer nicht oder nicht gut genug schläft, der sollte jede Form von Stress, auch solchen durch die Atmung, vermeiden. Daher drängt es sich geradezu auf, während der Yin- Übungen die Nasenatmung stets beizubehalten. Versucht es am besten selbst. Zumindest ist heftige oder gar Stoßatmung während der Übungen zu vermeiden, weil sie dem Menschen „Arbeit" bzw. allgemein Anstrengung suggeriert. Und das macht eben wach!

Arten von Schlafstörungen

Bevor wir die einzelnen Übungen näher in Augenschein nehmen, möchte ich eine kleine Übersicht über die Schlafstörungen geben, die wir mit verbessertem Yin überwinden können:

- Einschlafstörungen; der alte Tag lässt mich nicht los, bzw. ich lasse den gestrigen Tag nicht los.

- Der Körper arbeitet noch. Das passiert z.B. leicht dann, wenn man abends noch hart arbeitet oder Sport treibt.

- Der Geist arbeitet noch.

- Sorgen zwischen vorangehendem und neuem Tag, Grübeln.

- Der nächste Tag ist schon bei mir, es steht z.B. eine Prüfung oder eine wichtige Besprechung an.

- Erwartungshaltung an sich selbst: „Ich *muss* doch mal bzw. endlich mal schlafen". Oder: „Ich schade meinem Körper, wenn ich nicht schlafe. Was wird nur aus meiner Gesundheit?"

- Gedanken rund um das eigene Schlafproblem: „Ich kann bestimmt wieder nicht (ein)schlafen, bzw. erhalte (wieder) nicht genug Schlaf."

- Was kann ich nur tun? Was soll ich nur tun?

- Ängste, z.B. vor wiederkehrenden Träumen, vor dem Leben, vor Gefahren bzw. bevorstehenden Ereignissen.

- Andere Einschlaf-Hilfen haben schon versagt. Baldrian klappt bei mir nicht, aber pharmazeutische Tabletten machen mich langfristig abhängig.

- Es fehlt überhaupt an Urvertrauen. Ich kann mich nicht fallen lassen.

- Man wacht „zu früh" auf, vor allem ca. um 3 Uhr morgens, was auf eine vorgeschädigte Leber hindeuten kann.

- Gedanken kreisen um ein schlechtes Durchschlafen: Es geschieht zu häufig, meine Blase ist zu schwach, ich werde alt bzw. krank oder beides.

- Daher schaltet man zwanghaft Ablenkungen und Beruhigungen an wie PC, TV, WLAN, E-Book Reader o.ä.

- Beim Aufwachen fühle ich mich nicht erholt. Ich könnte zu wenig oder nicht erholsam genug schlafen.

- Ich komme nicht aus dem Bett; ich bin gerädert; ich stehe nie mit dem „richtigen" Fuß auf. Dieses sinnlose Gehetze geht morgen nur in die nächste Runde.

- Man ist generell bzw. insbesondere in Bezug auf das Schlafen verkrampft, fühlt sich blockiert, verängstigt, gehetzt, bzw. generell unerholt.

Erkenntnisse über unseren Schlaf

Persönlich habe auch ich an Insomnie und Schlafstörungen gelitten seit einem traumatischen Erlebnis, welches ich mit 18 Jahren erlebte. Im Laufe der vergangenen 40 Jahre habe ich daher – aus eigener Betroffenheit – enorm viel Kenntnisse über Schlaf, Schlafstörungen und das Heilen derselben in Erfahrung gebracht. Auch wenn ich Euch mit diesem Buch primär eine praktische Unterstützung zukommen lassen möchte, so weiß ich doch, dass gewisse generelle Einsichten zum Thema Schlaf für jeden Menschen positive heilenden Wirkungen entfalten können. Einige davon möchte ich an dieser Stelle mit Euch teilen.

Das Leben besteht aus Yin- und Yang- Anteilen. Also Aktivität, Ruhe, Aktivität, Ruhe usw. Interessanterweise werden die Wachhormone (Dopamin) an derselben Stelle im Gehirn produziert wie die Schlaf fördernden (Melatonin). Es ist daher auch eine ausgezeichnete Idee, dem Körper den Wechsel gewissermaßen rituell mitzuteilen, um seine Schlafbereitschaft zu fördern. Ganz praktisch lässt sich das machen, indem man abends vor dem Zubettgehen als letzte Tages- Aktivität einen ganz kleinen Spaziergang „um den Block" macht, maximal 15 Minuten. Der Körper erlernt sukzessive, dass er nunmehr mit diesem kleinen Gang komplett entspannen darf, dass nichts Aktives mehr folgen wird, sondern dass wir, zuhause angelangt, direkt zu Bett gehen.

Auch wenn man nicht letztlich exakt definieren kann, was Schlaf eigentlich ist, können wir sicher ausschließen, dass es eine Entscheidung ist, die wir – bewusst – treffen können. Eine Teilnehmerin meiner Workshops hat das einmal sehr treffend formuliert: „Über meinen Schlaf weiß ich nur, dass ich wieder aufgewacht bin". Genau! Wachwerden, wieder wach-bewusst werden ist alles, was wir noch „wissen". Hoffentlich erinnern wir uns noch an den einen oder anderen Traum.

Weiter ist wichtig zu wissen, und dies möge jedem noch so Schlaflosen zur Beruhigung dienen: Letztlich holt sich der Körper immer den Schlaf, den er benötigt.

Die benötigte Menge an Schlaf ist absolut individuell. Wer nachts im Durchschnitt „nur" 4 Stunden schläft, kann genauso gesund sein wie jemand, der die doppelte Zeit an Nachtruhe hat. Man lasse sich bitte nicht zusätzlich nervös machen durch pauschalisierte Aussagen der sog. Fachwelt, dass der „gesunde" Mensch „mindestens" 6-7 Stunden schlafen müsse.

Sicher sind gutem Schlaf abträglich: PC, Smartphone, TV. Deren elektromagnetische Wellen regen unser Gehirn an. Selbst Lesen ist nicht wirklich gut und sollte nicht im Bett erfolgen, denn es stärkt sonst die Assoziation, dass eben mein Bett ein Ort des Nicht- Schlafes ist!

Schlaf ist ein Zustand, keine (!) *Tätigkeit* – und daher vor allem keine (!) Entscheidung, sondern ein Automatismus, dem wir uns letztlich nur vertrauensvoll hingeben können. Leben besteht gleichermaßen aus Aktivität wie aus Ruhe und Erholung, in einem bestimmten individuellen Rhythmus, ohne Zwang, ohne Tabletten oder einen Rausch, der uns ausknockt.

Mittags-Schlaf (oder Nachmittags-Schlaf) können und sollen den nachts versäumten Schlaf nicht nachholen oder ausgleichen. Ein maximal 15-minütiger Mittagsschlaf zusätzlich ist jedoch sehr erfrischend und kann die Gesundheit fördern. Aber eben nicht länger! Man stelle sich daher bitte im Zweifelsfall einen Wecker!

Die Forschung hat einen bemerkenswerten Umstand zutage gefördert, nämlich die Länge eines Schlaf- Zyklus. Dieser besteht aus leichteren und tieferen (den sog. „REM"- Phasen) Schlafphasen. Die sind zwar immer noch relativ individuell, aber es kristallisiert sich zunehmend die Dauer von 90 Minuten als Orientierungsgröße heraus. Das hat zur Folge, dass man auf jeden Fall einmal versuchen sollte, das eigene Schlafpensum auf 90 Minuten bzw. ein Vielfaches davon festzulegen. Es stellt sich dann nämlich meist ziemlich schnell heraus, dass z.B. 4,5 Stunden Schlaf mehr bewirken, d.h. gesundheitlich bessere Resultate mit sich bringen, als fünf Stunden (!).

Vor- Übung: Atmen ins *Dantien*

Wir haben seinerzeit in der Meisterklasse von Fung-Jao-I, meinem taiwanesischen Großmeister, diese Übung bezeichnet als „ein bisschen Zen". Es ist in der Tat wie eine kleine Atem-Meditation. Sie wirkt wunderbar entspannend und beruhigend auf Körper und Seele.

Lieg einfach auf dem Rücken. Auf einer Decke eventuell, damit Dir nicht kalt ist. Leg ein Kissen unter den Kopf, und ein zusätzliches unter die Nieren, wenn Dein Rücken in der Rückenlage verspannt sein sollte. Tue nichts. Atme. Ein und aus. Tief und ruhig. Vielleicht schläfst Du mit ein bisschen Übung so schon wieder ein. Wie toll wäre das!

Leg Deine Hände neben Dein Dantien (Dan Tien; Dan- Tien/ es gibt ganz verschiedene Schreibweisen dafür). Was ist das und wo befindet sich das Dantien? Als Dan-Tien (sprich: D-A-N-T-I-E-N, wobei das „A" und das „E" betont werden) bezeichnet man die Orte der energetischen Mitte im Körper. Es gibt unterschiedliche Schulen, welche in oberes, mittleres und unteres Dan- Tien unterteilen. Das ist eher theoretischer Natur und daher nicht so mein Fall. Wichtig für Deinen guten Schlaf und Deine Entspannung ist Deine energetische Körpermitte. Dies ist das (mittlere) Dan- Tien und befindet sich etwa eine Handbreit unterhalb Deines Rippenbogens.

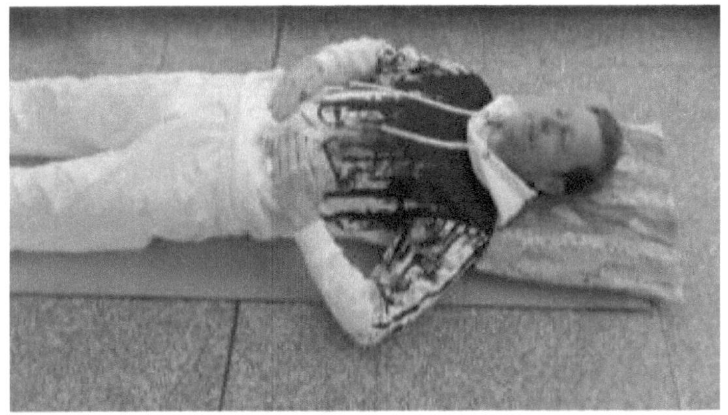

Das Dan- Tien hat besonders im meditativen Qi Gong sowie im Kampfsport seine Bedeutung. Ich lehre den Umgang damit jedoch auch in Anfängerkursen, einfach, weil die energetischen Vorteile aus Kenntnis und Anwendung von Techniken rund um das Dan-Tien von großem Vorteil für unsere Gesundheit sind. Denn diese energetischen Zentren sind Zentren der Leere. Leere oder „Wu" ist in der asiatischen Tradition von großer Wichtigkeit. In der Leere liegen nämlich auch all unsere metaphysischen Ursprünge. Wichtig ist in praktischer Hinsicht, dass man im Dan- Tien Kraft ansammeln kann. Von dorther kommt auch die Kraft für eine Schlagtechnik im Kampfsport wie Da-Lin Qi Gong oder Karate.

Das Dan- Tien dient jedoch nicht allein der Kraftansammlung, sondern im Yin- Qi Gong darüber hinaus auch als Beruhigungs- und Harmonisierungspunkt. Man kann seine Funktion auch mental stärken, indem man sich einfach vorstellt, dass die eigene Energie stets – und vor allem nach dem Qi Gong – wieder an diesen Punkt zurückläuft und sich sammelt. Leg also nun Deine Hände flach in Bauchhöhe neben das Dan-Tien. Denke nichts. Wenn Deine Gedanken dennoch kreisen, was ja bei Schlafproblemen häufig der Fall ist, dann „denke" nur *kleines Feuer*, also gewissermaßen ein Bild von Deinem Dan-Tien. Atme einfach.

Dann beginne, langsam, ohne Krafteinsatz, die Hände mit dem Einatmen in die Herzgegend heraufzuziehen. Bitte berücksichtige, dass diese Höhe nur die maximale Höhe ist. Wenn Du die Hände weniger bewegen möchtest, zieh sie nur bis zur halben Höhe, denn nur die Richtung ist entscheidend.

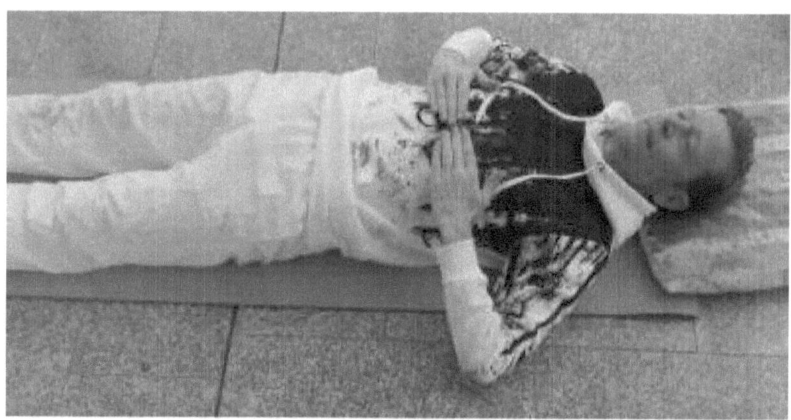

Mit dem Zyklus der Einatmung förderst Du Dein Herz als organische ebenso wie als spirituelle Mitte Deines Körpers. Daher bezeichnen etliche Schulen das Herz auch als oberes oder hohes Dan-Tien. Beobachte, wie Dein Herz sanft wird, und Dein Dan-Tien beginnt, sich sanft zu erwärmen. Erwärmung ist eine erfreuliche Begleiterscheinung, denn sie zeigt, dass sich *Qi* (= Lebensenergie) in Deinem Dan- Tien zu sammeln beginnt. Genieße diesen Prozess einfach. Denke nichts.

Mit dem Ausatmen führst Du dann bitte Deine Hände sanft wieder hinunter neben das Dan- Tien. Dort ruhe. Atme mindestens einen vollen Atemzug, bevor Du Deine Hände wieder mit dem Einatmen Richtung Herz bewegst. Verweile gerne länger mit Deinen Händen neben dem Dan- Tien. Atme, entspanne weiter. Wisse, dass keine „Pflicht" besteht, den körperlichen Teil der Übung auszuführen.

Du könntest an dieser Stelle auch einfach nur entspannt auf dem Rücken liegen und atmen, während Du Dir vorstellst, dass Du die Übung durchführst. Oder, dass Du jemanden beobachtest, der an Deiner statt seine Hände von seinem Dan- Tien mit dem Einatmen zum Herzen hinbewegt und mit dem Ausatmen wieder zurück neben sein Dan- Tien führt. Vielleicht schläfst Du dabei ja auch bereits ein.

Erste Yin- Übung: Nacken wenden

Mit der ersten bis einschließlich der vierten Übung entspannen wir weite Teile unseres Oberkörpers sowie der Arme. In jedem Bereich könnten sich auch Blockaden befinden oder z.B. Bewegungs-Einschränkungen. Jeder kennt die bei sich. Keiner von uns ist ganz frei davon. Mal sind wir einfach nur verspannt, mal sitzt uns regelrecht etwas im Nacken oder die ganze Welt lastet auf unserem Atlaswirbel. Alle LeserInnen mögen bitte achtsam mit sich umgehen und solche, eventuell vorgeschädigte Stellen bei sich besonders behutsam bewegen. Nie dürfen bei den Übungen Schmerzen entstehen, erst recht nicht beim Yin- Qi Gong.

Lieg einfach und entspannt auf dem Rücken. Du kannst diese Übung durchführen, wenn Du nicht schlafen kannst; und auch ab und an während des Tages, um Deine Yin- Energie anreichern. Dies genau ist die Kunst des Yin- Qi Gong: Das Anreichern einer rezeptiven, Schlaf fördernden Energie *ohne* die Absicht, sie sofort einsetzen zu müssen.

Qi Gong- Kämpfer reichern die Kraft im mittleren Dan-Tien an, um aus der Mitte einen Schlag zu führen, z.B. ein Holzscheit zu durchtrennen. Demgegenüber dient die absichtslose Aufnahme und Anreicherung des Yin in Dir nichts Konkretem. So wird sie Dir später auch ohne konkretes Maß dienlich sein, so wie es eben nur das schönste und beste Yin vermag.

Leg Deine Hände entspannt neben Deinem mittleren Dan-Tien ab bzw. seitlich neben dem Körper, wenn das entspannter für Dich ist. Lass dabei Deine Ellenbogen leicht gerundet, damit das Qi gut fließen kann. Lass Deine Schultern locker und entspanne auch Deinen Kieferbereich bzw. Dein gesamtes Gesicht. Lass die Anspannung los. Vertraue Deinem Körper. Gib alle Anstrengung ab, entspanne in der (vgl. nachstehendes Foto) Ausgangslage.

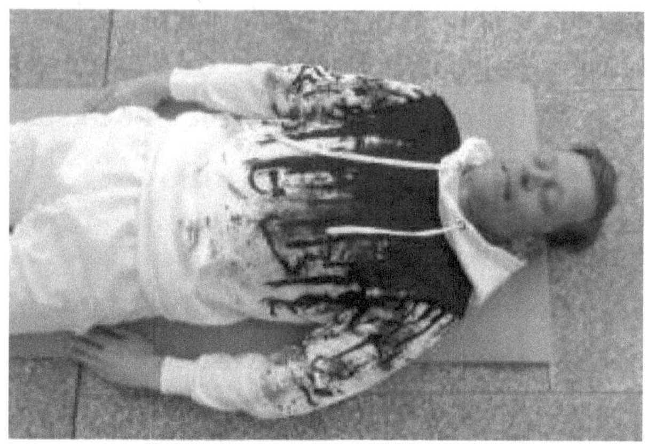

Dann beginne mit der Bewegung. Die ist denkbar einfach. Rolle den Nacken zur Seite. Erst nach links, dann nach rechts (vgl. die nachstehenden Fotos). Wieder nach links, dann wieder nach rechts. Das ist wirklich leicht, nicht wahr!

Es kommt dabei neben der korrekten Ausführung der Bewegung vor allem auch auf die richtige Atmung an. Beides erscheint anfangs etwas ungewohnt. Vor allem, weil wir dabei *nichts erreichen* wollen. Es geht weder darum, möglichst viele

Wiederholungen dieser Bewegung auszuführen, noch darum, die Drehung besonders weit oder schnell zu vollziehen. Sondern der entscheidende Schwerpunkt liegt auf „*langsam* und *leicht*".

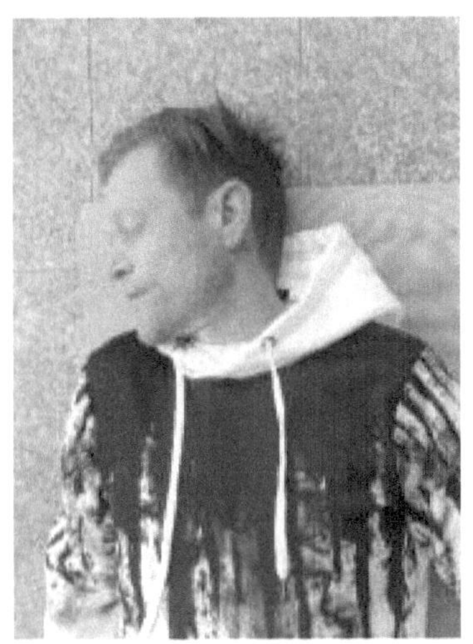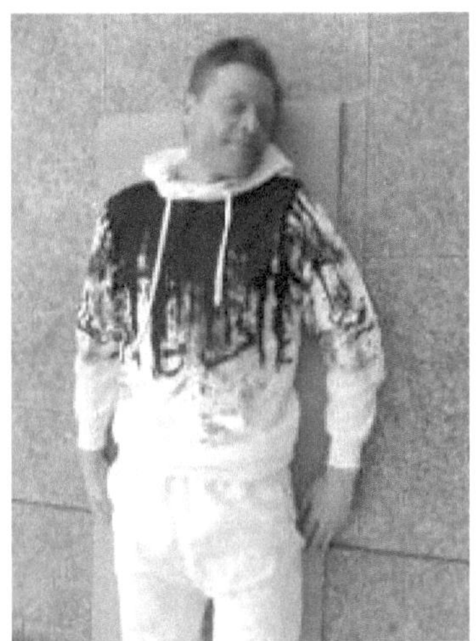

Es ist ein Atemprinzip im Yang- Qi Gong, dass beim expansiven Teil einer Bewegung ausgeatmet wird. Strecken, Dehnen, Krafteinsatz, all dies sind Yang- Anteile. Körperliches Dehnen führt sogar zur Produktion von Wachhormonen (Serotonin) und blockiert somit die Produktion des Schlafhormons Melatonin.

Beim Yang- Anteil einer Übung erfolgt daher für gewöhnlich das Ausatmen. Beim Yin- Qi Gong jedoch ist dies genau andersherum. Mit anderen Worten ist beim ausdehnenden Teil der Übung einzuatmen, d.h. das Drehen des Nackens zur Seite erfolgt bei gleichzeitigem Einatmen.

Nimm Dir Zeit für das Einatmen, führe die Bewegung leicht, langsam und sachte durch. Dann atme erneut aus, während Du den Nacken wieder in die Ausgangsposition zurückführst. Dort verweile und atme ruhig weiter. Erst wenn es sich richtig anfühlt, rolle den Nacken zur rechten Seite und atme dabei wiederum langsam ein. Fühle die Ruhe, die in Dir entsteht. Das ist die Yin- Energie, die sich ausbreitet. Spüre auch, wie Dein Körper sich zunehmend schwerer und wärmer anfühlt.

Nicht umsonst verwendet z.B. das sog. „Autogene Training" den Satz „meine Beine sind warm und schwer" als autosuggestive Formel zur Selbstbeeinflussung. Im Schlaf fördernden Yin- Qi Gong entsteht dies auf ganz natürliche Weise durch die richtige Kombination von Bewegung und Atmung. Ohne den Einsatz von mentalen Beeinflussungen. Noch einmal: Verlasse Dich darauf, dass Dein Körper sich den Schlaf holen wird, den er benötigt.

Dann lieg einfach auf dem Rücken! Genieße! Atme. Langsam, bewusst, ein und aus. Tue nichts, denke nichts! Vielleicht kannst Du bereits an dieser Stelle einschlafen. Aber bitte erwarte es nicht; überhaupt, erwarte keinerlei Resultate. Denn der Charakter des Yin ist empfangend und absichtslos. Abzielen auf „etwas" fördert nicht den Schlaf, sondern das Yang.

Zweite Yin- Übung: Arme heben

Die Übergänge zwischen den einzelnen Yin- Übungen sind fließend und können unterschiedlich lang sein, ganz wie Du es individuell bevorzugst. Lass Dir Zeit. Atme, entspanne Dich rund herum. Genieße es, zu erleben wie Dein Körper sich entspannt, d.h. mit Yin- Energie füllt. Auch während des Tages. Die Übungen sollten in der Tat nicht nur aus der Not, also, wenn man nicht schlafen kann, durchgeführt werden, sondern regelmäßig, um das Yin im Körper zu mehren und so dauerhaft im eigenen Inneren zu kultivieren.

Bei der zweiten Übung hebst Du die Arme. Wiederum einfach auszuführen. Erinnern wir uns zunächst noch einmal an die o.g. Erkenntnis: Schlaf ist keine Tätigkeit, beruht also auf keiner Leistung und keiner Entscheidung. Sondern, Schlaf ist ein Zustand. Folgerichtig geht es bei der zweiten Yin- Übung auch nicht darum, die Arme besonders oft, kräftig oder besonders hoch anzuheben. Vielmehr geht es darum, die Yin- Energie in uns anzureichern, damit wir gut schlafen können.

Liege ausgestreckt, flach und entspannt auf dem Rücken, der Ausgangsposition, und lege beide Hände seitlich ausgestreckt und entspannt wie auf dem nächsten Foto gezeigt.

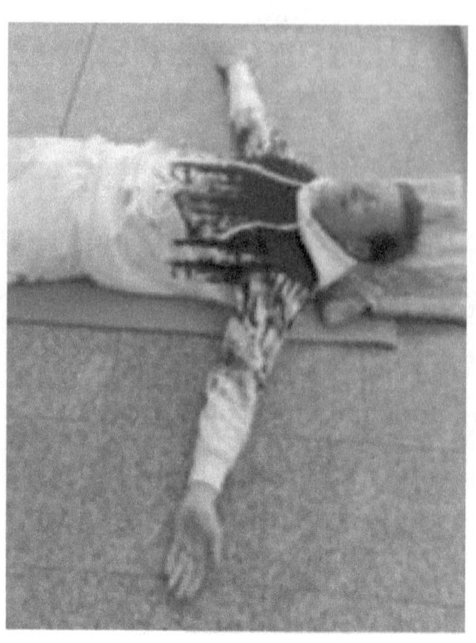

Nach einigen Atemzügen hebe beide Arme an, die Handflächen nach oben. Atme dabei ein! Im Yang- Qi Gong würden wir bei dieser Übung erst einatmen, also Kraft (= Qi) sammeln und dann mit dem Ausatmen die Arme bzw. Hände heben. Im Yin- Qi Gong ist es genau umgekehrt. Atme ruhig und langsam ein, während Du Deine Arme ein Stück weit anhebst.

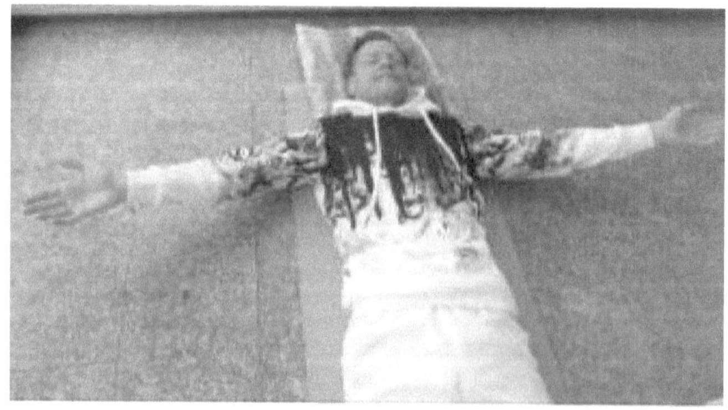

Es kommt *insbesondere nicht* darauf an, wie hoch Du mit den Armen kommst. Der Erfolg der Übung wird dadurch keinesfalls verbessert, weil es um Höhe oder sonst eine Leistung genau nicht geht. Es genügen sogar schon 2-3 cm. Dann atme wieder aus, während Du Deine Arme und Hände wieder auf dem Boden ablegst. Entspanne. Wenn das Denken noch nicht stoppen will, denke an etwas Schönes!

Die Hauptwirkung der Zweiten Yin- Übung für die Gesundheit besteht in einem Anreichern der Yin- Energie, welche der Körper entweder direkt/zeitnah verwenden kann oder sammelt für unser nächstes entspanntes Schlaferlebnis. Daneben stellt sich eine wundervolle Entspannung im Brust- und Schulterbereich ein, wo wir ja fast alle so unsere täglichen Blockaden, Schmerzen oder sonstigen Beschwerden haben wie z.B. Bewegungseinschränkungen, Gliedersteife oder arthritische (vgl. dazu den Beitrag auf meiner Webseite www.dr-tippach.de) bzw. rheumatische Beschwerden.

Die Arme werden in dieser Übung sanft mit dem Einatmen seitlich zum Körper angehoben. Dabei ist keine Anspannung in Armen oder Händen. Selbstverständlich muss man seine Muskulatur etwas „bemühen", um das Anheben zu bewirken. Aber eben bitte nichts darüber Hinausgehendes, kein zusätzlicher muskulärer Einsatz, um etwa einen zusätzlichen Ermüdungseffekt herbeizuführen. Das wäre im Yin- Qi Gong ganz kontraproduktiv.

Mit dem Ausatmen legst Du Arme und Hände wieder seitlich (90°) zum Körper gestreckt ab. Mit *gestreckt* ist allerdings nicht gemeint, dass die Arme durchgestreckt werden sollen. Sondern es bleiben alle Muskeln entspannt und die Ellenbogen leicht gerundet. Das macht man übrigens grundsätzlich im Qi Gong, um die Energieströme im Körper zu verbessern. Das Qi fließt leichter wenn die Gelenke gelockert und leicht gebogen bzw. gebeugt sind.

Weiter oben sprach ich davon, dass jede*r Übende auf eine oder einige der acht Übungen besonders positiv, d.h. entspannt und einschlafbereit, reagiert. Bei mir persönlich ist die zweite eine dieser erhöht wirksamen. Aus Erfahrung weiß ich jedoch, dass es einiger Praxis bedarf, um hierbei wirklich das Yin zu stärken. Jedoch ist das sehr lohnend.

Alternative innerhalb der zweiten Yin- Übung

Bevor wir uns der dritten Yin- Übung widmen, möchte ich eine kleine Alternative zur zweiten vorstellen, die ich selbst erst in einem Workshop von einer Teilnehmerin gelernt habe. Sie hatte große Schmerzen im rechten Arm und so fühlte sich das Heben der Arme für sie unnötig unangenehm an. Nach einigem Ausprobieren war es für sie leichter und besser, nur ihren linken Arm zu heben. Ich halte es in meinen Seminaren so, dass viel Praktisches ausprobiert wird. Daher schlug ich der gesamten Gruppe vor, es einmal nur mit einem Arm zu probieren. Die Reaktion war ganz gemischt. Daher möchte ich es Euch LeserInnen auch vorschlagen, auszuprobieren. Wem es nutzt bzw. leichter fällt, gleichviel mit welchem Arm, bzw. auch abwechselnd, der möge es so ausführen. In der Wirkung macht es letztlich keinen Unterschied.

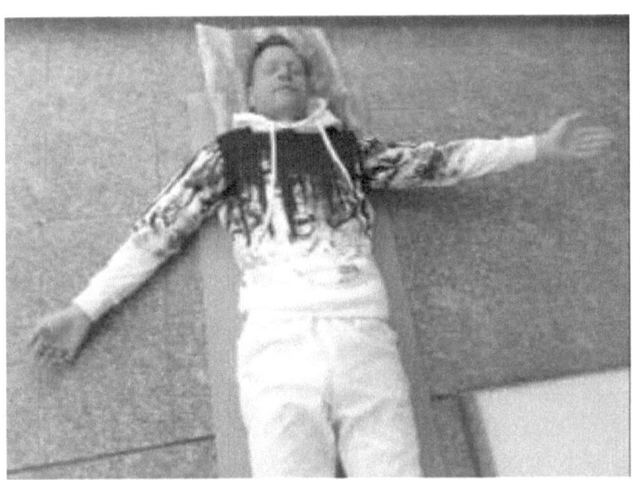

Dritte Yin- Übung: Finger einrollen

Üben wir nun gemeinsam die Dritte Yin- Qi Gong Übung. Bei dieser werden die Finger sanft zur Faust „gerollt". Die meisten Sprachen sagen ja „Fäuste ballen", aber das hat direkt die Konnotation von Krafteinsatz und Anstrengung. Genau das wollen wir im Yin- Qi Gong vermeiden, gerade auch in der dritten Übung.

Schultern und der Oberkörper bleiben bitte ruhig und entspannt. Die Haltung ist nach wie vor die bequeme Rückenlage. Zwischen den Übungen sollte jeweils einige Male ruhig und tief geatmet werden. Spürt ruhig hin, ob sich bereits Schläfrigkeit bzw. allgemeine Entspannung im Körper und im Kopf ausbreiten.

Auch die Beine und die Füße liegen ruhig und entspannt. Die Arme liegen seitlich am Körper, anders als bei der vorangehenden Übung jedoch nicht seitlich in einem 90-Grad-Winkel gestreckt, sondern seitlich entlang des Oberkörpers und der Hüften.

Die Finger werden nun mit dem Einatmen langsam, sanft und ohne jeden Druck, leicht eingerollt, so als wollte man eine Faust machen (vgl. nachstehendes Foto).

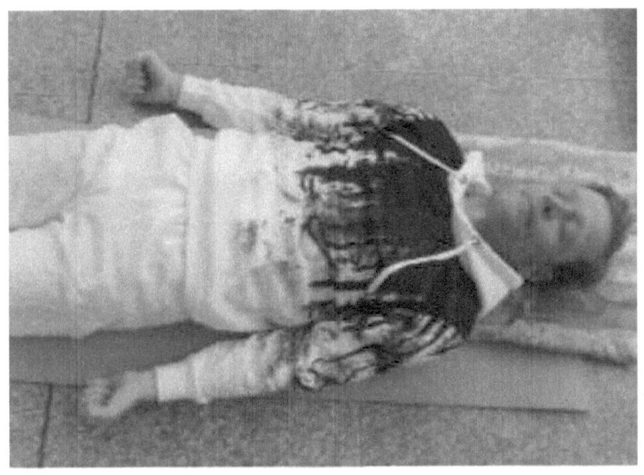

Bei dieser Übung kann man wunderbar spüren, wie die Bewegung sich mit dem Atemrhythmus harmonisiert und uns entspannt. Das Entspannen umfasst direkt mehr als nur die Hände; vielmehr spürt man die angereicherte Ruhe im Kopf, in der Lunge und im Bauch. Das sind genau die drei Bereiche, welche leider schnell von der alltäglichen Hektik angegriffen werden und zu Krankheiten führen können.

Man kann daher bei der Dritten Übung sehr schön spüren, dass sich unsere innere Ruhe insgesamt und umfassend mehrt und in Körper und Geist ausbreitet. Wir erkennen also, dass die einzelnen Übungen jeweils nur einen Aspekt unserer Körperlichkeit repräsentieren.

Im Ergebnis jedoch wirken sie alle zusammen und fördern in uns Gelassenheit, Offenheit, Durchlässigkeit, Empfänglichkeit und Wahrnehmungsfähigkeit.

Als Übergang zur folgenden Vierten Yin- Übung empfiehlt sich wiederum einfaches, ruhiges und tiefes Atmen – ohne an irgendetwas zu denken. Es ist mir ein großes Anliegen, auch die Genussfähigkeit in Euch zu fördern. Genuss und Freude stellen sich ganz leicht und automatisch ein, sobald Du es loslässt, Dir Gedanken und Sorgen zu machen, dass bzw. warum Du (wieder) nicht schlafen kannst. Richte Deinen Fokus doch stattdessen einfach einmal auf das wunderbare Fließen von Wärme und Entspannung in Deinem Körper. Das ist nämlich auch dann positiv und erfreulich, wenn Du diese Nacht schlaflos bleiben solltest. Und Dein Schlaf kann leichter kommen, wenn Du ihn lässt anstatt ihn herbei zu wollen bzw. zu sehnen.

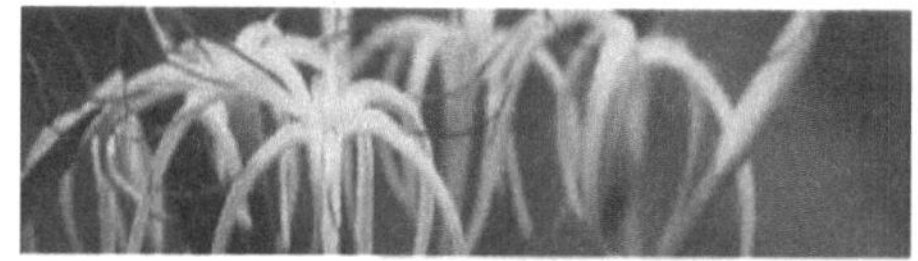

Vierte Yin- Übung: Nacken heben

Liege weiterhin entspannt auf dem Rücken. Die Hände liegen seitlich neben dem Körper. Du kannst die Handflächen nach oben oder nach unten wenden, ganz wie Du es lieber magst und es sich für Dich besser anfühlt.

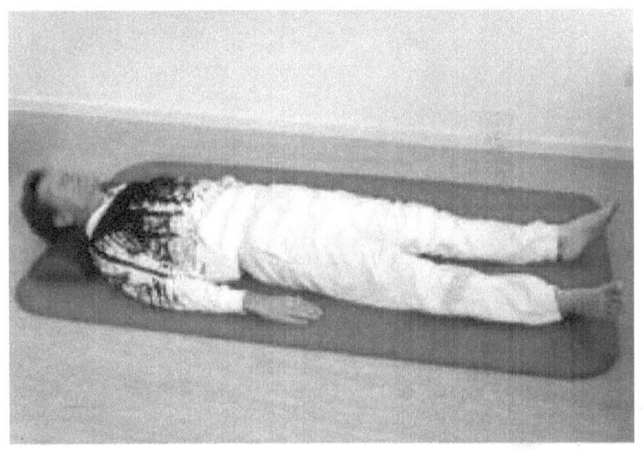

Auch in der vierten Übung führen wir eine wechselnde Anspannung und Entspannung eines Teilaspektes unseres Körpers bzw. unserer Muskulatur durch. Erneut liegt die Betonung nicht auf dem Schaffen oder Leisten, sondern auf der Leichtigkeit, der Ruhe und der Sanftheit unserer Bewegungen.

Beim Anheben des Nackens und des Kopfes spannen wir naturgemäß einige Muskeln an, vor allem in der Bauchregion. Dabei ist es wichtig, diese wirklich nur so wenig wie möglich anzuspannen, um eben die kleine Bewegung durchführen zu können. Auch in dieser Übung genügen nämlich wieder maximal 2-3 cm. Es ist keine weitere Anstrengung nötig, erforderlich oder erwünscht. Im Gegenteil, wer Kopf und Nacken nur einen halben Zentimeter anheben mag, möge das bitte auf jeden Fall bei dieser Höhe belassen. Auch die reicht nämlich voll und ganz, damit sich die gesundheitlich positiven Wirkungen der Übung in Körper und Geist mehren und ausbreiten.

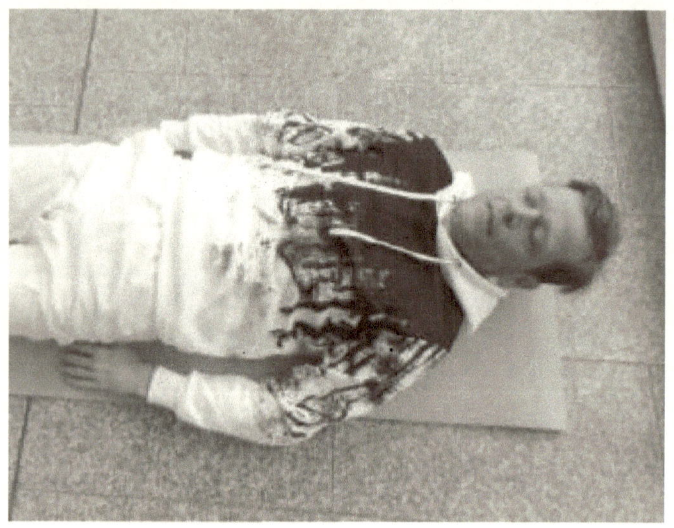

Das Einatmen erfolgt beim Anheben des Nackens. Es ist gar nicht so einfach – vor allem, wenn man an möglichst viele und möglichst harter herausfordernde Wiederholungen aus dem Fitnessstudio gewöhnt ist – hier nun seinen Einsatz und Anspannung zu minimieren und gerade keinen aktiven muskulären Trainingseffekt erzielen zu wollen.

Bitte macht Euch auch die Langsamkeit der Bewegungen bewusst! Das Einatmen dauert ja schon mal eine ganze Weile. Atme durch die Nase und tief ins Zwerchfell, wie im Eingangskapitel erläutert. Das vertieft den Atem, ent-stresst Dich und versorgt Deine Lungen und Dein Blut optimal mit Sauerstoff. Während der ganzen Zeit bewegst du jedoch Deinen Nacken nur ca. 1 cm nach oben. Das läuft wie in Zeitlupe ab und genau das stimuliert den „richtigen" Prozess, i.e., dass Yin sich in uns mehrt und wir sorgenfrei ein- und durchschlafen.

Dann erst atme bewusst, tief und langsam wieder aus und leg dabei Kopf und Nacken wieder sanft auf dem Boden ab. Tu einige Atemzüge; dann führe die Übung erneut durch. Auch hier sollten maximal 8 Wiederholungen erfolgen. Wenn Dir die Übung nicht liegt, lass sie einfach aus. Wenn Du längere Pausen zwischen den Wiederholungen einlegen möchtest, so spricht nichts dagegen. Du brauchst auch nicht jedes Mal gleich viele Atemzüge zwischen den Wiederholungen zu machen. Noch einmal die Empfehlung: Genieße die Übung und ihre beruhigenden Wirkungen auf Geist und Körper.

Fünfte Übung: Oberschenkel anziehen

Mit der Fünften Yin- Übung wenden wir uns der unteren Körperhälfte zu. Sie ist besonders leicht und sanft auszuführen, weil man hier leicht seine Muskulatur überfordern kann. Mit der Fünften und Sechsten Übung werden große Mengen an Yin- Energie erzeugt und auch im Körper bewegt. Meine Empfehlung ist daher, diese Übungen besonders vorsichtig, sanft und unter Vermeidung von jedweder Anstrengung durchzuführen.

Liege weiter entspannt auf dem Rücken. Atme tief, bewusst und hebe dabei beim Einatmen leicht Deine Bauchdecke. In der Übung zuvor haben wir ganz leicht die Bauchmuskulatur angespannt, um den Nacken zu heben. In dieser Übung nun spannt man leicht die Bauch-, Po- sowie die Oberschenkelmuskeln an, um mit einer kleinen Aufwärtsbewegung in die Zielposition zu gelangen (vgl. die beiden nachstehenden Fotos). Dabei bleibt vor allem auch der Nacken ganz entspannt.

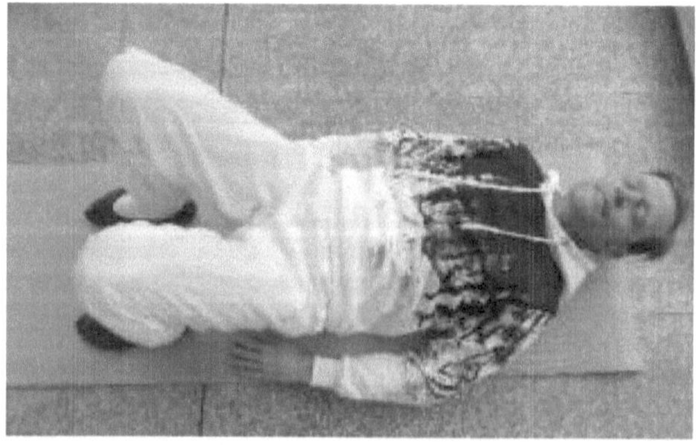

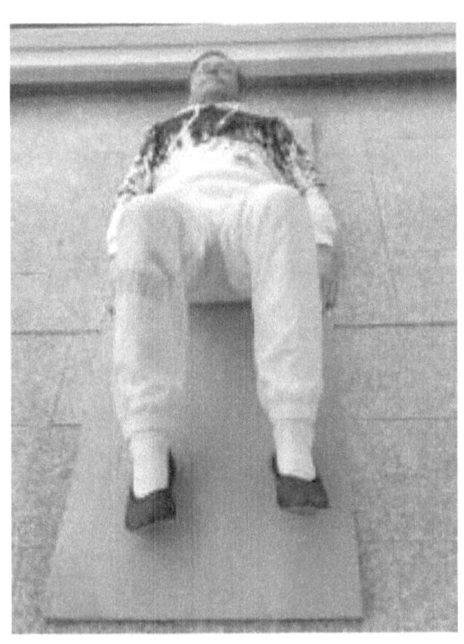

Die Bewegung besteht somit lediglich darin, die Oberschenkel leicht zum Bauch hin anzuziehen. Dabei genügen auch hier wenige Zentimeter. Auf keinen Fall sollte Druck auf den Rücken entstehen. Es geht bei dieser Übung gerade darum, mögliche Verspannungen – also Yang Symptome – aus dem Rücken, vor allem dem unteren Rücken, nach unten hin ab- und auszuleiten. Insbesondere Verspannungen im unteren Rücken sind ein Ergebnis von zu hoher Belastung während des Tages.

Oft machen wir uns gar nicht bewusst, wie sehr wir uns be- und überlasten. Oft höre ich von Teilnehmer*innen, sie hätten „doch gar nichts Schweres getragen und könnten daher gar nicht verstehen, warum der (vor allem: untere) Rücken überlastet ist". Diese und ähnliche Aussagen weisen auf ein fundamentales Missverständnis hin, welches auch über die westliche Welt hinaus weit verbreitet ist nämlich, dass es immer nur um körperliche Überlastung gehen kann, wenn körperliche Symptome vorliegen. Aus meiner langjährigen Tätigkeit als spiritueller Heiler kann ich Euch aus tiefem Herzen bestätigen, dass gerade auch geistige Überforderungen und Belastungen zu körperlichen Beschwerden wie Schmerzen und Verspannungen im Rücken kommt.

Versuch daher bitte auf keinen Fall, die Oberschenkel besonders weit anzuziehen oder die Knie besonders hoch zu heben. Die Fersen bleiben während der gesamten Übung auf dem Boden. Der Fuß wird nicht angespannt, sondern bleibt die ganze Zeit entspannt. Die Knie ebenso! Achte bitte anfangs besonders auf die Knie, denn die werden in der folgenden Übung auf etwas andere Weise angespannt.

Atme während der kurzen sanften Aufwärtsbewegung ein. Durch das Einatmen bleibt die Bewegung langsam. Langsamkeit ist ein weiteres Attribut von Yin- Energie. Hebe beim Einatmen sanft die Bauchdecke. Diese Ausweitung sorgt letztlich dafür, dass wir mehr Sauerstoff aufnehmen. Insoweit fördert eine korrekte Atmung im Qi Gong immer auch die allgemeine Gesundheit.

Halte im Qi Gong Deinen Atem NIE an! Eine Ausnahme gibt es lediglich für die hoch professionelle Ausführung einiger ganz weniger Übungen zur Vorbereitung auf besonderen Krafteinsatz wie im kämpfenden Qi Gong bzw. beim heilenden Qi Gong. Die geneigten LeserInnen mögen aber bitte auf solche Dinge verzichten bzw. nur unter kundiger Anleitung eines erfahrenen Qi Gong-Meisters durchführen. Bei der Durchführung unserer Yin- Qi Gong Übungen bleibt es bitte auf jeden Fall bei dem Prinzip des beständigen Atemflusses.

Konkret bedeutet es bei dieser Übung, dass zwischen Ein- und Ausatmen keine Pause entsteht. Ich erwähne dies hier deshalb, weil es von außen bisweilen so wirkt als würde die Bewegung bei dieser Übung auf dem höchsten Punkt kurz anhalten. Das bezieht sich dann jedoch ausschließlich auf die Bewegung und eben nicht auf die Atmung. Wer sich meine Videos ansieht, wird diese Art des Innehaltens der Bewegung durchaus auch bei anderen Übungen sehen. Das bedeutet nicht, dass die Atmung dort stockt. Es bedeutet, dass während die körperliche Bewegung angehalten ist, das Qi weiter transportiert wird. Denn mit zunehmender Tiefe und Kenntnis im gelingt es uns im Qi Gong, Energien ohne den Körper, sondern eben ausschließlich mit dem Geist zu bewegen.

Atme also ohne Unterbrechung aus und führe dabei Becken und Oberschenkel wieder sanft auf den Boden zurück. Da die Ausatem-Phase in der Regel etwas länger ist als die Einatem-Phase, ist auch diese Abwärtsbewegung sehr langsam. Das Yin- Element der Langsamkeit bei dieser Übung ist sehr wichtig.

Eingangs hatte ich erwähnt, dass die fünfte und sechste Übung unserer Yin- Sequenz durchaus zu anstrengend sein kann und daher besonders sanft und behutsam auszuführen ist. Mit dem Senken der Oberschenkel fließen Blut und Qi in die Füße. Das soll möglichst langsam und ohne Abruptheit geschehen, damit sich die Extremitäten langsam mit Yin, Gelassenheit und Entspannung füllen können. Das schafft einen angemessenen Ausgleich dazu, dass unsere Füße sonst im Prinzip nur Anspannung und Belastung kennen. Aus demselben Grunde hilft übrigens auch das abendliche Fußbad in lauwarmem Wasser und mit etwas basischem Salz der Entspannung.

Verweile dann einige Atemzüge in der Ausgangs- und Ruheposition. Genieße es zu spüren, wie Blut und Qi in die Unterschenkel und Füße fließen. Solltest Du diese Übung in aller Ruhe 3-4 Mal ausgeführt und dennoch weiterhin kalte Füße haben, dann sind ein Paar warme Socken zu empfehlen. Du kannst alle hierin gezeigten Übungen barfuß oder mit Strümpfen machen.

Sorge auf jeden Fall stets dafür, dass Du warm bist, denn mit Kältegefühlen lässt es sich nur schwer entspannen. Dann führe die Übung noch einmal aus. Wenn sie Dir insgesamt zu anstrengend erscheint, dann lass sie einfach weg oder mach nur eine Wiederholung.

Sechste Yin- Übung: Waden heben

Die sechste Yin- Übung ist diejenige, bei der es am schwierigsten ist, ohne Krafteinsatz auszukommen. Daher empfehle ich Anfängern, sich zwar mit dieser Übung vertraut zu machen, sie jedoch erst dann wirklich durchzuführen, wenn die vorangehende fünfte Übung vollständig gelockert und entspannt durchgeführt werden kann.

Wenn man die Übung betrachtet, übersieht man eventuell anfangs sogar die Unterschiede zur vorangegangenen. Dort hatten wir die Oberschenkel leicht angezogen. Um nun den Yin- Effekt, vor allem auf die Füße und die dort vorhandenen energetischen Zentren (man kennt diese u.a. aus der Fußreflexzonen-Behandlung), zu erhöhen, schließt sich die sechste Übung an.

Die sechste Yin- Übung gehört über die hier vermittelte Sequenz hinaus zum Kanon der Übungen der „Zehn Juwelen des ewigen Lebens". Das Juwel, von dem hier die Rede ist, lautet „das Yin im Yang erfahren", d.h., Ruhe und Entspannung während einer eigentlich aktiven (= Yang) Tätigkeit bzw. Bewegung. Zu diesem Zweck hat sich übrigens aus dem Qi Gong heraus auch das sog. *Tai-Chi* entwickelt, welches heute sogar unabhängig vermittelt wird, wobei man durchaus zu Recht bestreiten kann, ob das überhaupt sinnvoll sein kann. Doch davon an anderem Orte mehr.

Der Bewegungsteil dieser Übung besteht darin, das Knie und die Unterschenkel/Waden ganz sanft anzuheben. Dabei werden anders als bei der vorangegangenen fünften Übung nun die Füße vom Boden gehoben. Bitte führ diese Bewegung einige Male aus. So machst Du Dich erstmal vertraut mit ihrer Schwierigkeit! Man spannt nämlich ganz automatisch seine Muskeln in Bein und Bauch relativ stark an, damit man die Füße heben kann. Die nachfolgenden Fotos zeigen zwei Varianten, die sich bereits optisch durch die Höhe unterscheiden, bis zu der man die Knie anzieht.

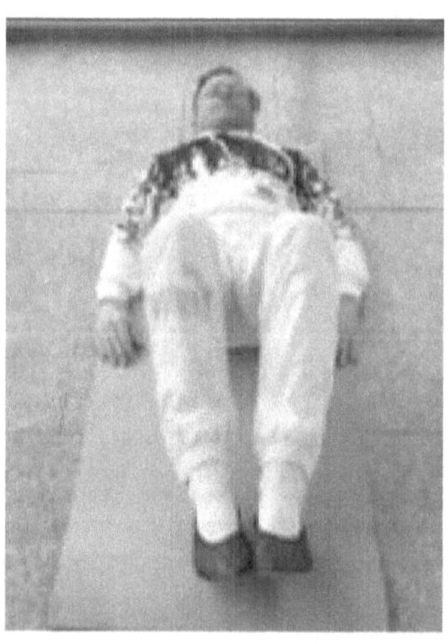 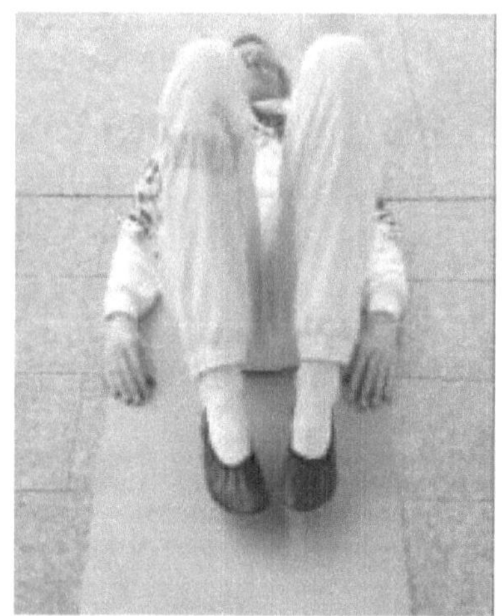

Weil diese Übung die Muskulatur belastet und anspannt, ist es aus meiner Sicht richtig, seine Knie zumindest anfangs nur abwechselnd zu heben (vgl. nachstehende Fotos). Sonst wird der Druck zu groß und wir wollen hier keine Anstrengung erzeugen, sondern vollkommene Entspannung. Der Schwerpunkt der Übung liegt auf einer sehr kurzen und dabei doch möglichst sanften Anspannung von Wade und Knien.

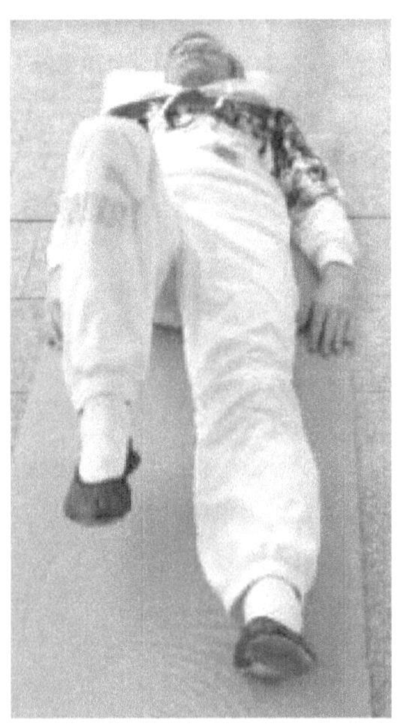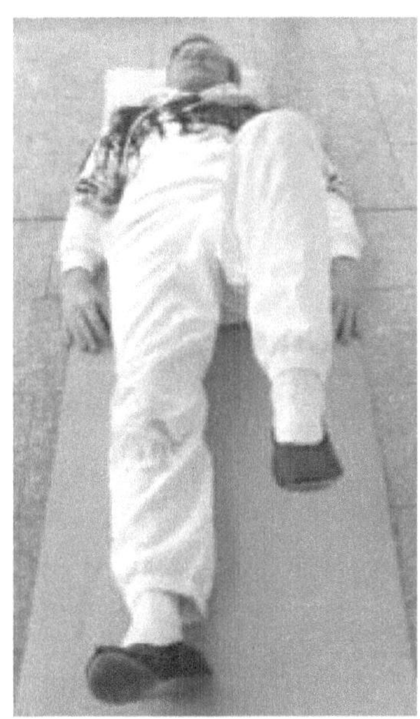

Bei der Übung zuvor, bitte erinnere Dich, hatten wir die Knie ausdrücklich entspannt gelassen. Hier nun versuchen wir, fast ausschließlich mit der Muskulatur rund um die Knie diese leicht anzuheben. Auch hier genügen einige Zentimeter. Es ist auch möglich, lediglich Knie und Waden leicht anzuspannen, ohne diese überhaupt anzuheben. Bitte widersteh der Versuchung, Kraft einzusetzen und die Knie möglichst hoch zu ziehen. Denn darum geht es hier überhaupt nicht.

Hebe daher das Knie sanft mit dem Einatmen an. Die Bewegung ist sehr langsam auszuführen. Halte die Luft keinesfalls an, sondern gehe unmittelbar zum Ausatmen über. Auf dem Ausatmen lasse Deine Bewegung fließen und führe Knie und Fuß sanft wieder auf die Erde zurück in die Ausgangsposition. Dann atme. Ruhig und gleichmäßig, ein und aus, sooft wie es sich für Dich richtig anfühlt.

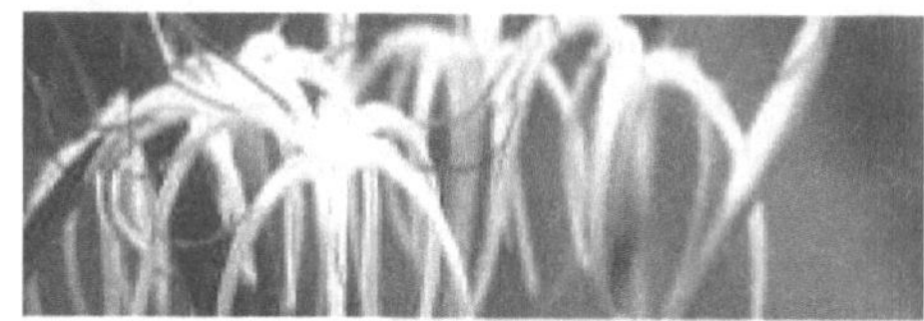

Siebte Yin- Übung: Fußgelenke kreisen

Stell bitte sicher, dass Du gerade zwischen der sechsten und der siebten Übung öfters entspannt ein- und ausatmest. Dann erst gehe mit Deinem geistigen Blick zu den Füßen über. Diese Übung ist wichtig, weil sie die gewonnene Yin- Energie in den Füßen verteilt und zirkulieren lässt. Kombiniert mit der korrekten Atmung führt dies praktisch unmittelbar zu einer wundervollen Entspannung. Wir alle kennen die Erfahrung, dass, sobald sich unsere Füße erwärmen und entspannen, sich auch unser Geist beruhigt.

Übe bitte das Kreisen der Füße bzw. der Fußgelenke zunächst im Sitzen, ohne Zusammenhang mit den anderen Übungen. Mach Dich damit vertraut, wie beweglich Deine Füße sind bzw. wo Schmerz oder Blockaden sitzen. In dieser sitzenden Ausführung ist es übrigens eine gute Übung, um in den aktiven Teil des Tages zu starten. Dabei atmet man während des mehrfachen Kreisens in eine Richtung ein und dann mit dem wiederholten Kreisen des Fußgelenkes in die entgegengesetzte Richtung wieder aus. Wie gesagt, so geht die Yang- Ausführung dieser Übung.

Doch im Zusammenhang mit der Schlafförderung geht es uns ja genau umgekehrt um Entspannung und Mehrung von Yin. Dies wird primär durch die Atmung bzw. deren Zuordnung zu bestimmten Teilen der Bewegung erreicht. Erneut macht also die Atmungsabfolge den Unterschied zwischen Yin- und Yang- Wirkung einer Bewegung aus.

Der zweite Unterscheidungs-Faktor besteht darin, die Übung zwecks Anreicherung unserer Yin- Energie betont langsam, sanft und ruhig auszuführen. Lege Dich dazu in die für unsere Übungen gewöhnliche Ausgangsposition auf den Rücken. Entspanne und atme bei leichtem Anheben der Bauchdecke ein und lass die Bauchdecke mit dem Ausatmen wieder ganz in die Entspannung zurückkommen.

Dann bereite Dich innerlich darauf vor, Deinen Krafteinsatz und Deine Anstrengung so weit möglich zu minimalisieren. Es ist eine gute Idee, auch das Kreisen der Füße zunächst geistig vorwegzunehmen. Stelle Dir dazu mit geschlossenen Augen vor, wie Du selbst oder jemand, den Du beobachtest, das Kreisen der Zehen ganz sanft und ruhig in Harmonie mit der korrekten Atmung durchführt.

Bleibe konzentriert. Denke nur an Deinen Körper, Deine Übungen, Deine Empfindungen und Wahrnehmungen. Führe keine anderen gedanklichen Tätigkeiten durch. Sei ganz allein mit der Übung, die nun folgt. Während eines vollen Atemzyklus, d.h. einer kompletten Ein- und einer kompletten Ausatemphase wird das Fußgelenk nur einmal gekreist. Das verlangsamt die Bewegung enorm, was gewollt ist.

Außerdem wird, anders als in der Yang- Version dieser Übung, das Gelenk nicht so weit gedreht, wie man es könnte. Sondern eben nur ganz sanft. Es soll auch hinsichtlich der Dehnung im Gelenk keinerlei Leistung erbracht werden. Es wird lediglich das Fußgelenk sanft bewegt, fast als ob jemand anders Deinen Fuß sanft kreist, ohne dass Du überhaupt auch nur einen einzigen Muskel anspannst.

Beginne also in der entspannten Ausgangsposition. Beachte dabei bitte, dass bei den meisten Menschen in der Entspannung die Füße nicht gerade, sondern leicht nach außen gebeugt sind. Oft rührt das von sog. „O"- Beinen her, aber das spielt hier keinerlei Rolle. Wichtig ist nur, dass Du Deine Entspannungslage respektierst und Deine Füße ihre Ausgangslage selbst finden lässt (vgl. erstes nachstehendes Foto).

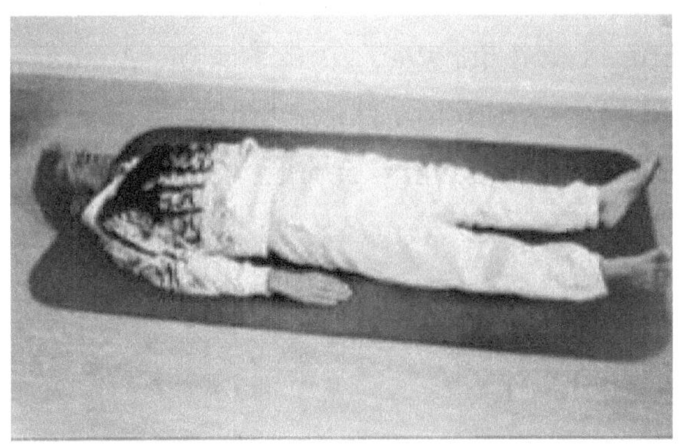

Dann beginne mit dem langsamen Kreisen des Fußgelenkes nach außen. Wie gesehen ist die Atmung hier besonders wichtig. Achte daher auf jeden Fall darauf, dass beim Kreisen beider Fußgelenke nach außen das Einatmen erfolgt. Das linke nachstehende Foto zeigt, wie weit man die Fußgelenke in etwa nach außen kreist, was jedoch bei jedem individuell unterschiedlich sein kann.

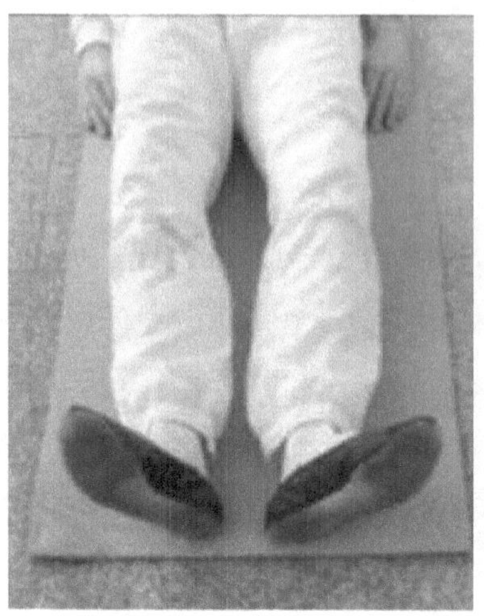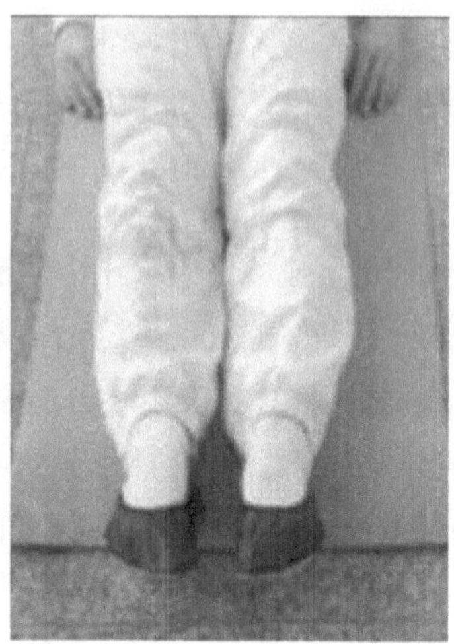

Als Anhaltspunkt möge dienen, dass knapp der halbe Kreis beim Einatmen und der Weg zurück in die Ausgangsposition mit dem Ausatmen erfolgt. Dabei bringt man das Fußgelenk über innen wieder in die entspannte Ausgangsposition.

Achte Yin- Übung: Zehen spreizen

Die abschließende achte Yin- Übung gibt es ebenfalls als Yang- Übung zum Aufwachen und Gut-in-den-Tag-kommen. Auch hier entscheidet der Atemrhythmus über die Wirkungen der Übung. Ich zeige daher hier für unseren Schlafzusammenhang die Yin- Version mit der Yin- fördernden Atmung.

Wir befinden uns nach dem Kreisen der Fußgelenke weiterhin in einer entspannten Ruheposition, d.h. wir liegen auf dem Rücken und atmen entspannt und entspannend tief ein und aus. So lange, wie es jeder individuell für sich möchte. Dann konzentrieren wir uns auf unsere Zehen.

Um Dich an die Übung zu gewöhnen, führe sie erst einmal ohne korrekte Atmung aus. Zieh die Zehen auseinander, d.h. spreize sie wie auf dem nachstehenden unteren Foto dargestellt, auseinander. Das kannst Du auch erstmal mit den Zehen nur eines Fußes ausprobieren. Dann führe die Zehen sanft wieder zusammen, so wie auf dem ersten nachstehenden Foto dargestellt ist. Auch dies natürlich gerne direkt mit den Zehen beider Füße.

Im nächsten Schritt wollen wir die dazugehörige Yin- Atmung mit hinzunehmen. Liege entspannt und atme ein und aus. Sobald Du Dich bereit fühlst, beginne, mit dem Einatmen die Zehen beider Füße zusammen zu bringen.

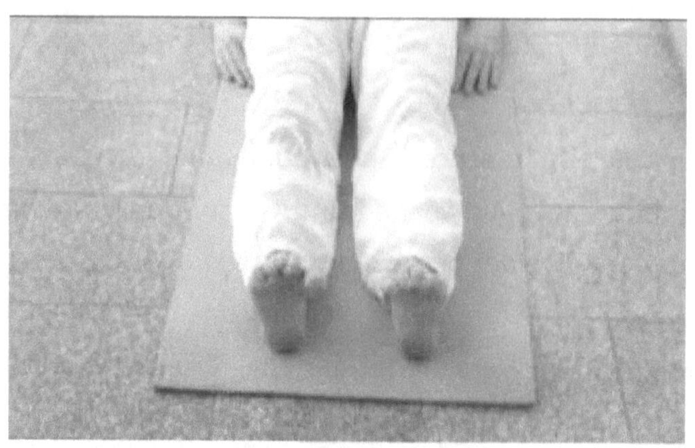

Ohne den Atemfluss zu unterbrechen, lass sich nun Deine Zehen entspannen und führe sie ganz leicht und sanft auseinander. Bei diesem Spreizen atme bitte tief und entspannend aus. Spüre, wie das Qi beim Ausatmen bis ganz nach außen in die Zehen fließt.

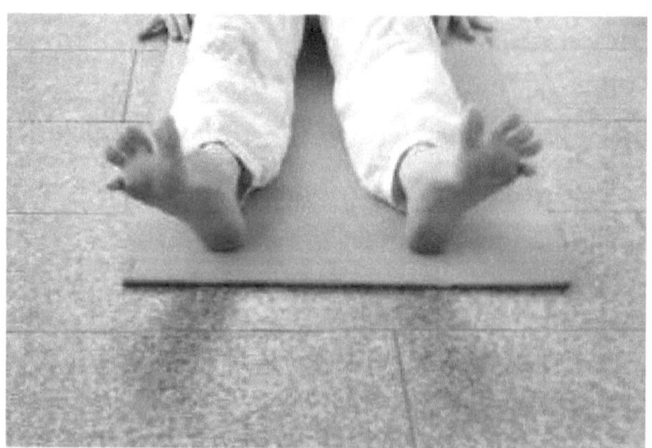

Diese Übung ist für den Gesamtzusammenhang des Yin sehr wichtig, weil die Zehenspitzen diejenigen Körperteile sind, welche praktisch nie ausreichend mit Yin- Energie versorgt werden. Denn wir gebrauchen sie, wenn überhaupt bewusst, stets nur für Aktivitäten wie z.B. den Tanz auf Zehenspitzen im Ballett, aber auch beim alltäglichen Schleppen oder Hasten, um zum nächsten Termin zu gelangen.

Mach Dir bewusst, dass Du nun praktisch alle Gelenke und wichtigen Körperteile mit Yin- Energie versorgt hast. Somit hat sich in allem Teilen Deines Körpers eine gewisse Schlafbereitschaft ausgebreitet. Die muss nicht direkt abgerufen werden, d.h. Du brauchst Dich jetzt nicht direkt schlafen legen. Vielmehr kannst Du diese Energie auch später abrufen, z.B. als entspannt-entspannende Mittagspause oder nach einem kleinen abschließenden Abendspaziergang in Deinem bequemen Bett für eine erholsame Nachtruhe. Wenn Du magst, führe noch die nachfolgend beschriebene kleine Zen-Atemmeditation durch.

Ruhe, Abschluss und ein bisschen Zen

Idealerweise hat der „Abschluss" dieser Yin- Übungssequenz bereits stattgefunden, weil Du eingeschlafen bist. Aber selbst, wenn das noch nicht der Fall sein sollte, spürst Du jetzt sicherlich mehr Entspannung, Schwere und Wärme in Deinem Körper. Erfreulich ist es darüber hinaus, wenn Du in Deiner inneren Haltung ruhiger geworden bist. Vor allem, dass Du das Einschlafen *Wollen* aufgeben konntest und Du stattdessen Freude daran empfindest, zu beobachten und zu erleben wie Du Dich entspannst. Übrigens, um Dich von dem Druck des Schlafen-Müssens zu befreien, ist es eine gute Idee, die Yin- Übungen zunächst tagsüber durchzuführen und nicht in der Not, d.h. wenn Du nicht ein- bzw. durchschlafen kannst.

Für den Fall also, dass Du noch wach bist, möchte ich Dir an dieser Stelle einen zweiten kleinen Ausschnitt „Zen" zeigen, der ebenfalls die innere Ruhe fördert. Dies gehört zwar nicht direkt zu den Yin- Übungen. Du kannst jedoch damit wunderbar erlernen, das Qi in Deinem Körper in einer Weise zirkulieren zu lassen, welche Dein Yin und Deine Entspannung hervorragend unterstützt.

Nochmals etwas ZEN

Bleibe ruhig und entspannt in Deiner Grund- bzw. Ausgangsposition liegen. Hebe jeweils beim Einatmen leicht die Bauchdecke. Lege Deine Hände diesmal nicht neben, sondern auf
Dein Dan-Tien. Erst die linke, dann obendrauf die rechte, wie
es auf nachstehendem Foto zu sehen ist. Übrigens, man
braucht diese kleine Zen- Atemmeditation nicht notwendig an
die acht Yin- Übungen anzuschließen. Vielmehr lässt sie sich
zu jeder Tages- und Nachtzeit auch in Ruhe für sich allein
durchführen. Finde einfach heraus, wie sich das für Dich am
besten anfühlt.

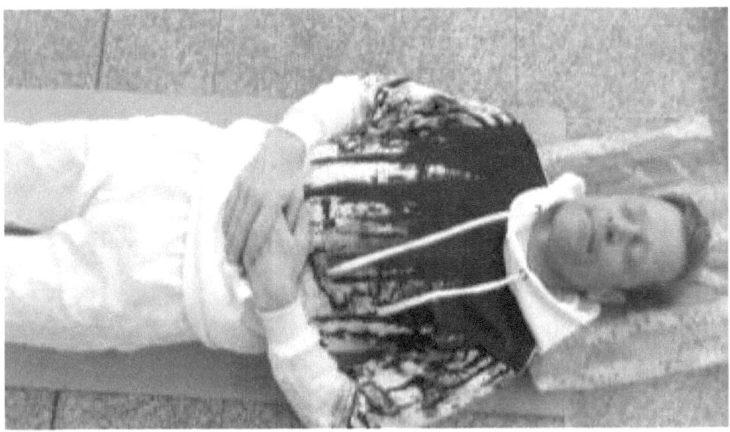

Anmerkung zur Handposition

Es gibt diverse Schulen im Qi Gong, denen zufolge Frauen zuerst die rechte Hand zuerst, also zuunterst legen sollten. Wem das angenehmer ist, möge das tun. Zum dahinterstehenden theoretischen Streit um den Ausgleich von Yin und Yang möchte ich mich hier ausdrücklich nicht äußern! Andere Schulen vertreten, dass ein Verschließen eines Energiezentrums wie des Dantien besser dadurch erfolgt, dass wir die linke Hand zuerst auflegen. Diesem Prinzip folge ich in meiner Darstellung. Übrigens, wer sich über die Position der Hände unsicher ist, der möge einfach beide Arme neben dem Körper liegen lassen. Das geht nämlich im Zweifel auch sehr gut.

Zurück zu unserer kleinen Zen- Atemmeditation

Während beide Hände wie beschrieben auf dem Dantien ruhen (oder eben entspannt neben dem Körper ruhen), führe 49 vollständige Atemzüge aus. An der heiligen Zahl erkennt man die Herkunft dieser Zen- Übung aus der Taoistischen Tradition. Um Dir selbst keinen Druck zu bereiten, beginne ruhig mit 7 vollen Atemzügen. Denke nur an *kleines Feuer*. Und zwar diesmal direkt an kleines Feuer im Bauchraum. Ansonsten lass Deinen gesamten Gedankenapparat weiter ruhen.

Lass Dein Dan-Tien und Deinen Bauchraum sich leicht (vgl. „kleines" Feuer) erwärmen. Daran erkennst Du, dass sich dort Qi sammelt. Setze es zu nichts Konkretem ein, sondern lass es in folgender Weise zirkulieren:

Lass es aus dem Dan-Tien einen kleinen Kreislauf beginnen. Zuerst verlagert es sich nach hinten in den unteren Rücken. Das füllt dann übrigens eine Art Raum in uns aus, den man im Yoga das „Sonnengeflecht" nennt, was ich für einen sehr schönen Begriff halte. Auf jeden Fall fließt das Qi auch am Steißbein vorbei und nimmt seinen natürlichen Weg über die Nieren nach oben.

Vom Steißbein kommend strömt das Qi an der Nierengegend vorbei mit dem fortgesetzten Einatmen den Wirbelkanal nach oben. Zwinge es nicht, drücke nicht, übe keinerlei Willen aus, sondern lass es seinen natürlichen Weg nehmen.

Das Qi gelangt dann zum Hals. Schließlich kreist das Qi, während Du weiter einatmest, am Schädel entlang nach vorn an die Stirn, dem sog. „Dritten Auge".

Dort angekommen, beginne mit dem ruhigen Ausatmen. Lass das Qi sich vom dritten Auge, also von der Mitte der Stirn ausgehend, senken und langsam wieder zurück ins Dan-Tien fließen. Fühle, wie das leicht warme Qi von dort aus sanft in Hände und Füße strömt und von dort wieder zurück ins Dan-Tien fließt. Von dort lass es erneut kreisen. Ohne Eile. Ohne Wollen. Einfaches Fließen: Dan-Tien, Steißbein, Nieren, Nacken, Schädel, drittes Auge und wieder zurück nach unten ins Dan-Tien. Man nennt dies auch den kleinen Feuer-Kreislauf.

Wahrscheinlich schläfst Du nun tief und fest. Wenn nicht, betätige Dich ohne Hast. Koch Dir einen Tee. Genieße eine getrocknete Dattel o.ä. Trink keinesfalls Alkohol, nimm keine Tabletten oder andere chemische Schlaf fördernde Mittel ein. Wisse, dass Du mit den Übungen (inkl. dem Zen-Teil) Deiner Yin- Energie viel Gutes getan hast. Deshalb wird der Schlaf auch bald wieder auf ganz natürlichem Wege zu Dir kommen.

Häufige Fehler und deren Korrekturen

Vieles wird sich durch praktisches Üben von selbst lösen. Dabei nehme man vor allem seinen Körper wahr! Außerdem sollte man beständig auf den Atemfluss achten und jedenfalls nie den Atem anhalten. Bitte gewonnene Ruhe und Kraft einfach genießen, ohne einen bestimmten Zweck zu verfolgen. Es ist nämlich der große Fehler des westlichen Verstandes, dass wir mit neuer Energie gleich wieder etwas *tun* wollen. Die Lebensenergie (Qi), die wir durch Übung(en) hinzugewinnen, hat zwei Aspekte, nämlich den tätigen (Yang) und den rezeptiven (Yin). Bei allen hier vorgestellten Übungen und Meditationsformen sollte man darauf achten, dass sie nicht zur Ertüchtigung, sondern zur Entspannung durchgeführt werden. Alles andere wäre ein großer Irrtum und führt eben auch langfristig nicht zu einem guten erholsamen Schlaf.

Während meiner langjährigen Unterrichtstätigkeit für Gruppen und Einzelpersonen sind mir folgende häufige Fehler in der Ausführung der einzelnen Übungen aufgefallen, die ich hier für alle LeserInnen korrigieren möchte:

- Die Ausgangsposition wird nicht korrekt eingenommen. Wir wollen meist so sehr ins „Tun" kommen, also in die Ausführung der Übungen, dass wir die Wichtigkeit der Ruheposition ganz schnell übersehen. Nehmt Euch daher genug Zeit und Muße dafür. Gerade auch die eigene bequeme und angenehme Lage sind ein essentieller Bestandteil des Yin- Prozesses. Dazu gehören auch Kissen, Nackenstützen und Decken in ausreichender Menge und Größe. Auch der Ort, an welchem man übt, sollte förderlich eingerichtet sein: Dimmbares Licht, eventuell angenehm leise Musik, Ruhe, Sicherheit, dass niemand stören kann.

- Die einzelnen Übungen werden mit Kraft durchgeführt, sei es aus Gewohnheit oder dem Willen, sich durch die Übung/Bewegung zu erschöpfen und auf diese Weise die Schlafbereitschaft zu fördern. Zur Korrektur dieses Ansatzes sei noch einmal ausdrücklich erwähnt, dass die Übungen gerade nicht dazu dienen sollen, Schlaf durch Erschöpfung herbeizuführen. Vielmehr soll durch die richtige, nämlich sanfte Weise der Durchführung die Yin- Energie im Übenden gemehrt werden.

- Grundlegend falsch ist es, sich leistungsorientierte Ziele zu setzen wie etwa die Durchführung einer Mindestzahl an Wiederholungen oder eine bestimmte Weite bzw. Höhe bei der Ausführung einzelner Übungen. Es mögen sich bitte alle LeserInnen vor die Augen führen, dass weder irgendein Bestandteil einer Übung noch eines Zwischenraumes zwischen Übungen von einem Leistungsgedanken getragen werden darf. Insofern führe bitte jeder nur so viele der Übungen bzw. Wiederholungen durch, wie er ohne Krafteinsatz möchte und vermag. Auch die Anzahl der ruhigen Atemzüge zwischen den Übungen bzw. den Wiederholungen lege bitte jeder individuell für sich selbst fest. Dazu gehört selbstverständlich auch, dass man es sich selbst zugesteht, heute eine Übung durchzuführen, die man morgen weglässt, weil es sich z.B. nicht entspannt genug anfühlt. Gleiches gilt, wenn man heute 6 Wiederholungen einer Übung gemacht hat, morgen aber lieber 9 oder 2 machen möchte.

- Übende nehmen sich nicht die Zeit, selbst durch eigene Wahrnehmung zu erfahren, wo genau sich ihr Dan-Tien befindet. Diese Körperregion ist jedoch der unverzichtbare Ausgangspunkt auch für das Mehren von Yin- Energien. Daher lasse man sich Zeit, diesen Punkt in der unteren Bauchregion (ca. 2 Finger breit unterhalb des Bauchnabels) auch wirklich zu spüren, anfangs vor allem durch ein leichtes Kribbeln oder auch häufig ein Wärmeempfinden.

- Bei allen Übungen sieht man häufig, dass sie nicht oder wenigstens nicht richtig im Einklang mit dem Atmen durchgeführt werden. Das Prinzip, welches bei den Yin- Übungen anzuwenden ist, lautet: Atme mit dem Zwerchfell, sodass sich Deine Bauchdecke beim Einatmen leicht anhebt. Atme ein, während Du den anstrengenderen Teil der Übung ausführst, also etwa das „Ballen" der Fäuste in Übung drei, oder auch das Anheben von Kopf und Nacken in Übung vier.

- Außerdem beobachte ich oft, dass entweder die Bewegungen oder die einzelnen Atemphasen abrupt und/oder ungleichmäßig ausgeführt werden. Richtigerweise soll man jedes stoßweise Atmen (egal, ob ein oder

aus) sowie jede abrupte Bewegung bzw. jedes „Ru-
cken" vermeiden. Alle Bewegungen sollen vielmehr
sanft, leicht und fließend ausgeführt werden.

- Speziell bei der ersten Yin- Übung wird oft der Nacken
  zu weit gedreht oder sogar unter Schmerzen nachge-
  drückt, z.T. sogar, um möglichst weit zu drehen. Selbst
  wenn man bei solchem Druck korrekt bei der Drehung
  einatmet, fördert eine solche Ausführung lediglich die
  Leidensfähigkeit. Stattdessen führt die Bewegung
  bitte leicht, betont langsam und sanft aus. Auf gar keinen Fall soll unter Schmerzen geübt bzw. solche erzeugt oder verstärkt werden.

- Bei der zweiten Yin- Übung heben die Übenden regelmäßig die Arme zu weit nach oben bzw. bewegen diese
  zu schnell. Es geht jedoch ausschließlich darum, mit
  dem Einatmen die Brust und den Bauch leicht zu dehnen und die Arme gleichzeitig minimal anzuheben,
  eventuell sogar nur 1 cm. Höhe und Tempo sind hier
  ganz kontraproduktiv.

- Bei der dritten Yin- Übung werden sehr oft Fäuste geballt oder sonst Kraft aufgewendet. Kern der Übung ist es jedoch, das Qi ganz leicht in Fingern und Händen zusammenzuführen und dann mit dem Ausatmen als Yin- Energie bis in die Fingerspitzen fließen zu lassen.

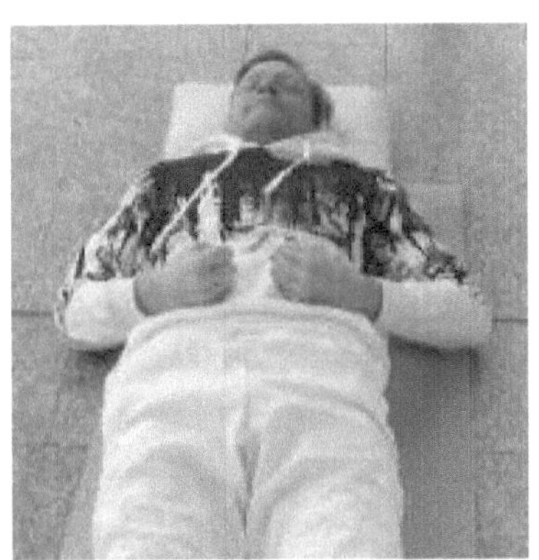 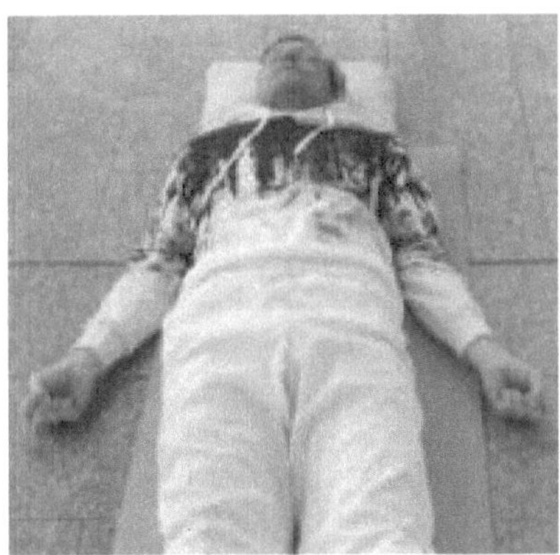

- Bei der vierten Yin- Übung kommt es oft fehlerhaft dazu, dass der Nacken zu hoch angehoben wird. Bisweilen ziehen Teilnehmer*innen den Kopf so hoch an, dass sie geradeaus schauen können. Das ist viel zu viel des Guten. Denn man kann in dieser Übung den Yin- Yang- Kreislauf erfahren, indem man sachte mit dem Einatmen beginnt, dann, gewissermaßen „auf dem Einatmen" die Bewegung erfolgen lässt. Dann hebt man den Kopf sanft an, sagen wir auf 2 cm über dem Boden, und beginnt wieder mit dem Ausatmen. „Auf dem Ausatmen" wird die Bewegung nach unten getragen und man führt Kopf und Nacken wieder zum Boden.

- Bei der fünften Yin- Übung habe ich beobachten können, wie Teilnehmer*innen die Knie bis auf die Brust hochzogen. Das lässt natürlich auf eine hervorragende körperliche Flexibilität schließen, bringt für unsere Zwecke hier jedoch rein gar nichts. Richtigerweise wird der Oberschenkel (wenn man die Beine abwechselnd anzieht) bzw. werden die Oberschenkel (wenn man beide zugleich hebt) langsam mit dem Einatmen, und vor allem leicht und sachte, ein kleines Bisschen angewinkelt. Der Fuß des jeweils angezogenen Oberschenkels bleibt dabei auf dem Boden.

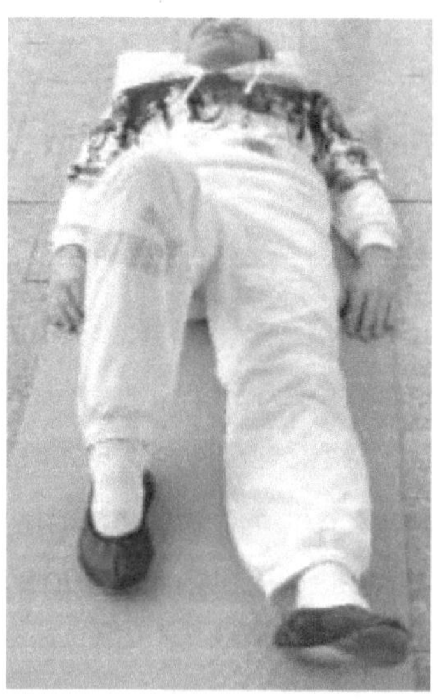

- Bei der sechsten Übung (dem Beugen der Unterschenkel) sieht man oft diesen Fehler: Weil ein/e Übende muskuläre Anstrengung erwartet, wird die Bewegung abrupt ausgeführt anstatt langsam. Falsch ist es auch, mit Krafteinsatz dafür zu sorgen, dass die Knie weit nach oben gehoben werden. Richtigerweise soll das Knie (wenn man die Beine abwechselnd hebt) bzw. beide Knie (wenn man als Fortgeschrittener beide Füße vom Boden anhebt, ohne sich dabei muskulär anzuspannen) ganz sanft und nur 1-2 cm vom Boden heben. Dann beginnt schon die Ausatemphase und die Knie werden langsam und ebenso sanft wieder zum Boden geführt und dort abgelegt.

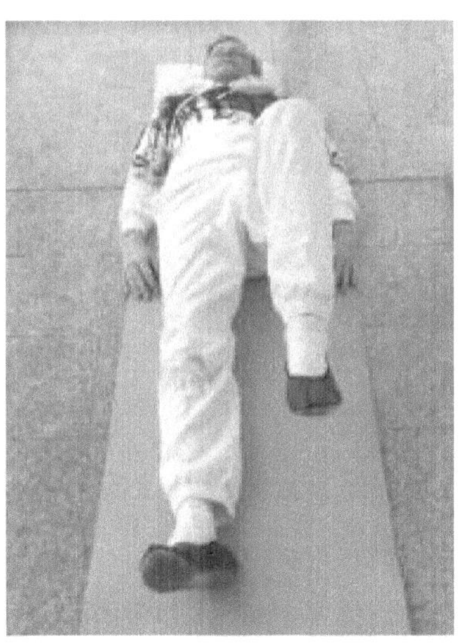

- Bei der siebten Yin- Übung (Fußgelenke kreisen) besteht der häufigste Fehler darin, das Fußgelenk zu sehr zu dehnen und die Bewegung dadurch zu „groß" auszuführen. Richtigerweise bleibt der Kreis jeweils klein. Häufig trifft man auch auf Übende, die den Atemzyklus nicht bzw. nicht korrekt mit ihrer Bewegung harmonisieren. Richtig atmest Du dann, wenn Du während des ersten Halbkreises Deiner Bewegung – d.h. nach außen kreisend - einatmest. „Nach außen" heißt, dass in der Rückenlage der linke Fuß nach links außen dreht und der rechte nach rechts außen.

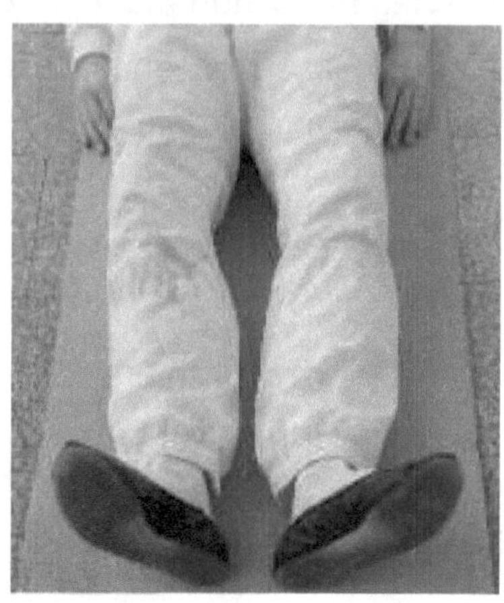

- Auch bei der abschließenden achten Yin- Übung wird regelmäßig vergessen, wann korrekt ein- und wann ausgeatmet wird. Richtigerweise atmet man aus, während man die Zehen wieder auseinandergleiten lässt. Die leichte Anspannung der Zehen zueinander erfolgt demgegenüber mit dem Einatmen. Beim Yang- Qi Gong ist dies genau umgekehrt,

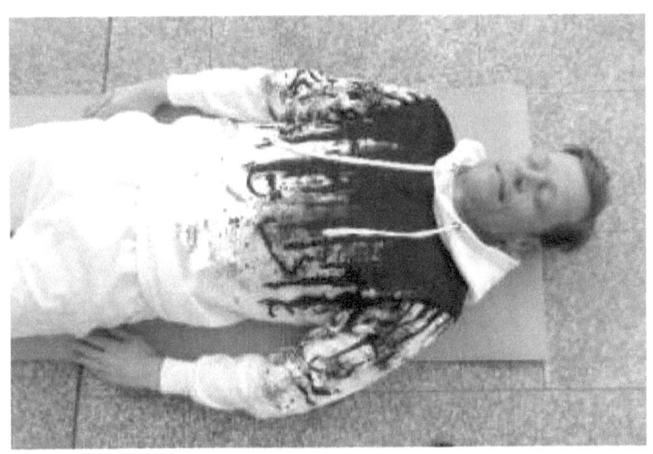

Ich bedanke mich für Euer Interesse und wünsche Euch allen von ganzem Herzen gute Gesundheit, guten und erholsamen Schlaf sowie ein langes und glückliches Leben!

Dr. Stefan Ulrich Tippach Ph.D.

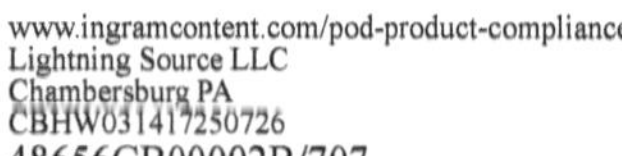